Lynda AOUDIA

Imagiologia das osteoartropatias de origem endócrina

Lynda AOUDIA

Imagiologia das osteoartropatias de origem endócrina

ScienciaScripts

Imprint

Any brand names and product names mentioned in this book are subject to trademark, brand or patent protection and are trademarks or registered trademarks of their respective holders. The use of brand names, product names, common names, trade names, product descriptions etc. even without a particular marking in this work is in no way to be construed to mean that such names may be regarded as unrestricted in respect of trademark and brand protection legislation and could thus be used by anyone.

Cover image: www.ingimage.com

This book is a translation from the original published under ISBN 978-620-6-70425-6.

Publisher:
Sciencia Scripts
is a trademark of
Dodo Books Indian Ocean Ltd. and OmniScriptum S.R.L publishing group

120 High Road, East Finchley, London, N2 9ED, United Kingdom
Str. Armeneasca 28/1, office 1, Chisinau MD-2012, Republic of Moldova, Europe
Printed at: see last page
ISBN: 978-620-7-74320-9

Prefácio

O tecido ósseo está constantemente a ser remodelado sob o controlo de factores hormonais. Desta forma, a maioria das doenças endócrinas é acompanhada de alterações no sistema músculo-esquelético. Na prática radiológica atual, as principais complicações osteoarticulares encontradas são as da osteoporose pós-menopausa, da diabetes e do hiperparatiroidismo. As alterações secundárias à acromegalia são menos frequentes, mas é importante conhecê-las para efetuar um diagnóstico precoce. As alterações devidas ao distiroidismo são raras e pouco específicas.

O objetivo deste livro é explicar as principais características radiológicas destas endocrinopatias, para que o diagnóstico possa ser feito o mais cedo possível.

Professora Lynda

AOUDIA

Índice

Introdução

As manifestações osteoarticulares que acompanham as doenças endócrinas são atualmente raras. As endocrinopatias beneficiaram de um diagnóstico mais precoce graças aos avanços na biologia, e um tratamento mais eficaz é frequentemente iniciado precocemente, antes do desenvolvimento de manifestações ósseas. A maior parte das descrições radiológicas das osteopatias endócrinas são antigas e foram publicados poucos estudos imagiológicos novos, o que explica o facto de a radiografia convencional continuar a ser o principal método de investigação neste domínio.

Sistema endócrino

Muitas hormonas estão envolvidas na regulação da remodelação óssea. Algumas têm um efeito anabólico sobre o tecido ósseo, favorecendo a ação dos osteoblastos ou inibindo a dos osteoclastos: a hormona do crescimento (GH) e o fator de crescimento semelhante à insulina 1 (IGF1) [1], a insulina [2] e os esteróides sexuais (androgénios e estrogénios adrenais e gonadais).

Outras hormonas, pelo contrário, favorecem a reabsorção óssea: a hormona paratiroide (PTH), a vitamina D, as hormonas da tiroide (T3, T4) e os glucocorticóides.

A maioria das hormonas regula a remodelação óssea, razão pela qual a maioria das endocrinopatias é acompanhada de manifestações osteoarticulares (fig. 1).

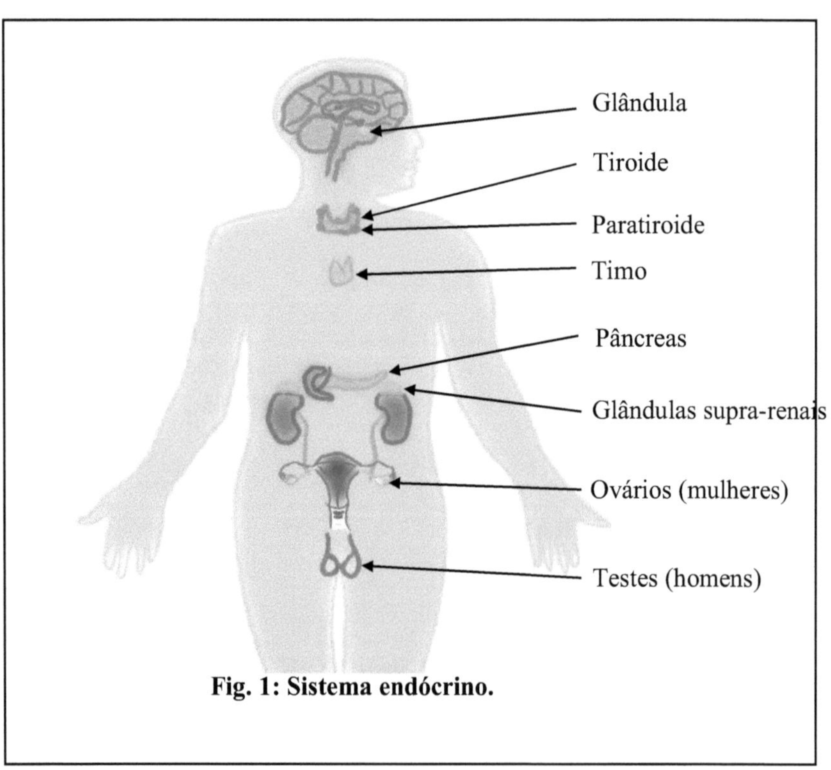

Fig. 1: Sistema endócrino.

1. Glândula pituitária

A hipófise anterior segrega a GH (hormona do crescimento) e regula a secreção hormonal de numerosas glândulas endócrinas, como a tiroide, as glândulas supra-renais e as gónadas. A sua disfunção está na origem de perturbações do metabolismo ósseo, diretamente através de uma secreção anormal de GH e indiretamente através da desregulação das glândulas alvo.

1.1. Acromegalia

A acromegalia resulta de uma hipersecreção de GH, que estimula a proliferação das cartilagens e dos ossos. Na grande maioria dos casos, o excesso de GH está ligado a um adenoma das células somatotrópicas da hipófise.

A acromegalia é uma doença rara, que afecta 1 em 140.000 a 250.000 pessoas, com a mesma incidência em ambos os sexos [3].

1.1.1. Clínica

A doença desenvolve-se lenta e lentamente, e é frequentemente diagnosticada mais de 10 anos após o início da hipersecreção [4].

Para além da síndrome do tumor hipofisário, como as cefaleias, as perturbações visuais, a hemianopsia bitemporal e, mais raramente, a paralisia oculomotora, são frequentemente as complicações que revelam a patologia. Alguns dos sinais clínicos encontrados na doença são :

– Sinais funcionais: astenia, dores ósseas.

– Sinais cutâneos: pele espessada, hipersudação difusa.

– Repercussões metabólicas e vasculares: hipertensão arterial, hipertrofia do ventrículo esquerdo e insuficiência cardíaca, intolerância à glicose e mesmo diabetes.

– A acromegalia aumenta o risco de cancro: tiroide, cólon, etc.[5].

1.1.2. Biologia

Os níveis de GH são frequentemente elevados, mas podem manter-se normais (embora o ciclo de nicotina seja perturbado). Os níveis de IGF1 são geralmente elevados. Os testes dinâmicos confirmam o diagnóstico (travagem da hiperglicemia, resposta paradoxal da GH à injeção da hormona libertadora de tirostimulina [TRH]).

1.1.3. Imagiologia

A ressonância magnética (RM) é utilizada para estudar o adenoma da hipófise (fig. 2), enquanto as radiografias normais são geralmente suficientes para avaliar as alterações esqueléticas associadas à doença (fig. 3).

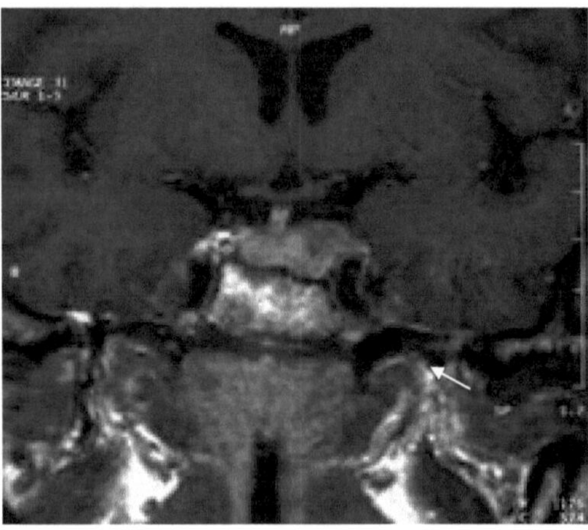

Fig. 2. Acromegalia. RMN sequência T1 após injeção de gadolínio, secção coronal Adenoma da hipófise (seta). O adenoma aparece com hipossinal em relação ao resto da glândula anteropituitária.

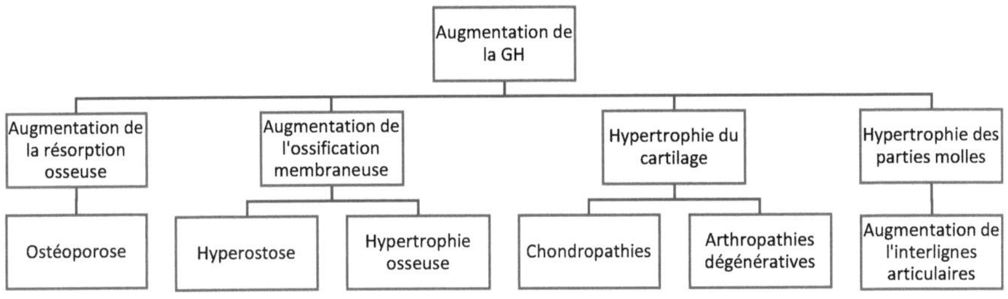

Fig. 3: Fisiopatologia das alterações ósseas observadas na acromegalia [6].

1.1.3.1.Técnica

No caso da acromegalia, as manifestações ósseas justificam, no mínimo, as seguintes radiografias padrão:

- mãos e pés dianteiros,
- Face e perfil da coluna dorsolombar,
- crânio de perfil,
- Tórax anterior.

A investigação das articulações periféricas é orientada pela sintomatologia.

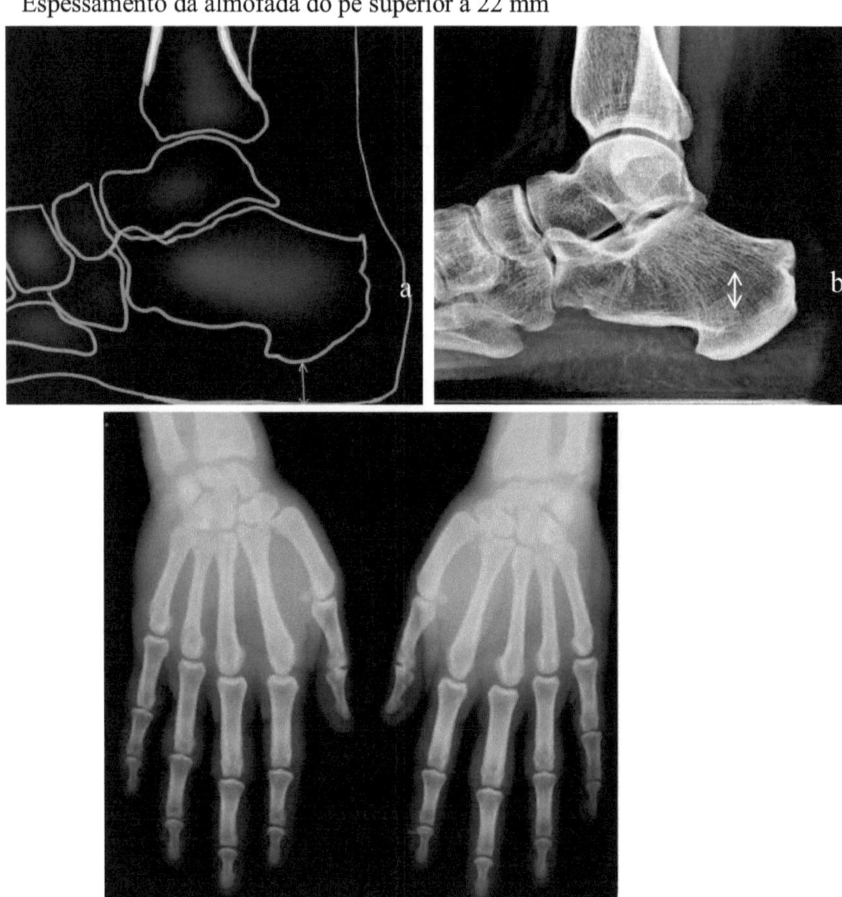

Fig. 5 Acromegalia. (a) Diagrama esquemático. (b) Radiografia normalizada do pé em perfil.

Fig. 6. Acromegalia. Radiografia frontal das mãos. Aumento dos espaços articulares metacarpofalângicos (setas), espessamento dos tecidos moles da mão (cabeça de seta), hipertrofia do osso sesamoide do polegar (seta preta).

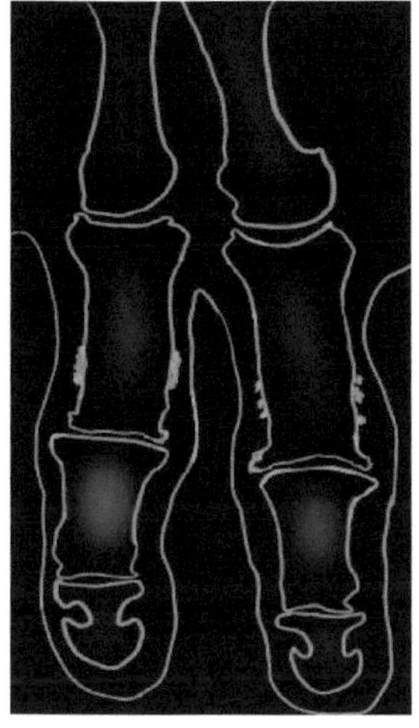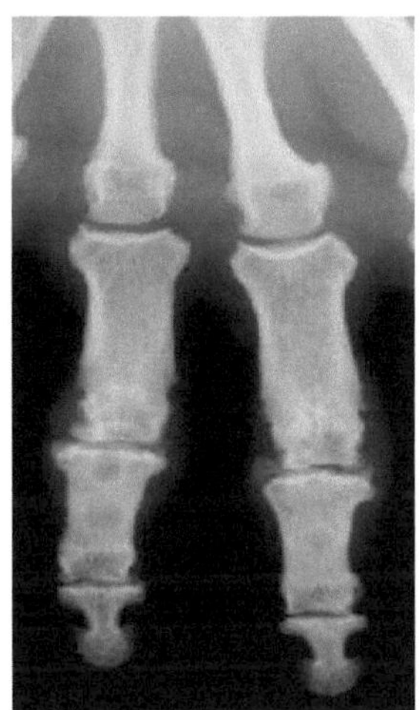

Fig. 7 Acromegalia. (a) Esquema. (b) Radiografia frontal dos dedos. 1. Alargamento dos espaços articulares. 2. Zonas de inserção muscular e tendinosa irregulares. 3. Aumento das bases das falanges. 4. osteófito na base da 3ª falange 5. hipertrofia do tufo falângico com osteófitos em "âncora 6. Espessamento dos tecidos moles.

1.1.3.4.Coluna vertebral

As manifestações radiológicas são mais frequentes nas regiões dorsal e lombar, com os seguintes objectivos (fig. 8):

- Aumento da cifose dorsal e da lordose lombar.

- Hipertrofia dos corpos vertebrais.

- Aumento do diâmetro antero-posterior.

- Aposições periosteais ântero-posteriores.

- Osteofitose anterolateral

- Escalonamento vertebral posterior (acentuação da concavidade da parede vertebral posterior).

– Ossificações pré-vertebrais.

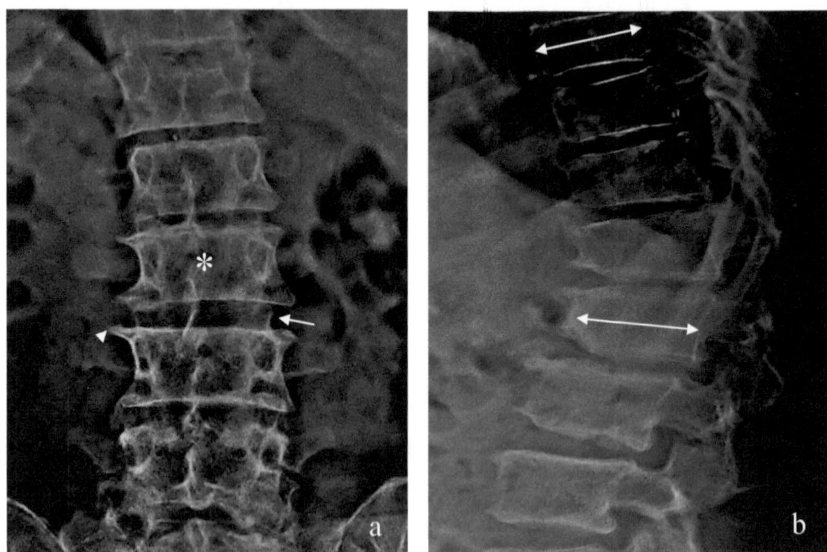

Fig. 8 Acromegalia. Radiografias da coluna vertebral: (a) Vista frontal da região lombar (b) Vista lateral da região dorsolombar. (a) Os corpos vertebrais apresentam-se aumentados e hipertrofiados sem alteração da sua altura (platispondilia) (asterisco). Osteófitos volumosos (cabeça de seta). Alargamento do espaço intervertebral (seta). (b) Alargamento antero-posterior dos corpos vertebrais da coluna lombar (setas, comparação com um corpo vertebral normal sobrejacente).

1.1.3.5.Bacia

Na bacia, há alargamento da sínfise púbica e alterações das articulações coxofemoral e sacroilíaca, com alargamento e osteofitose pericapital (fig. 9).

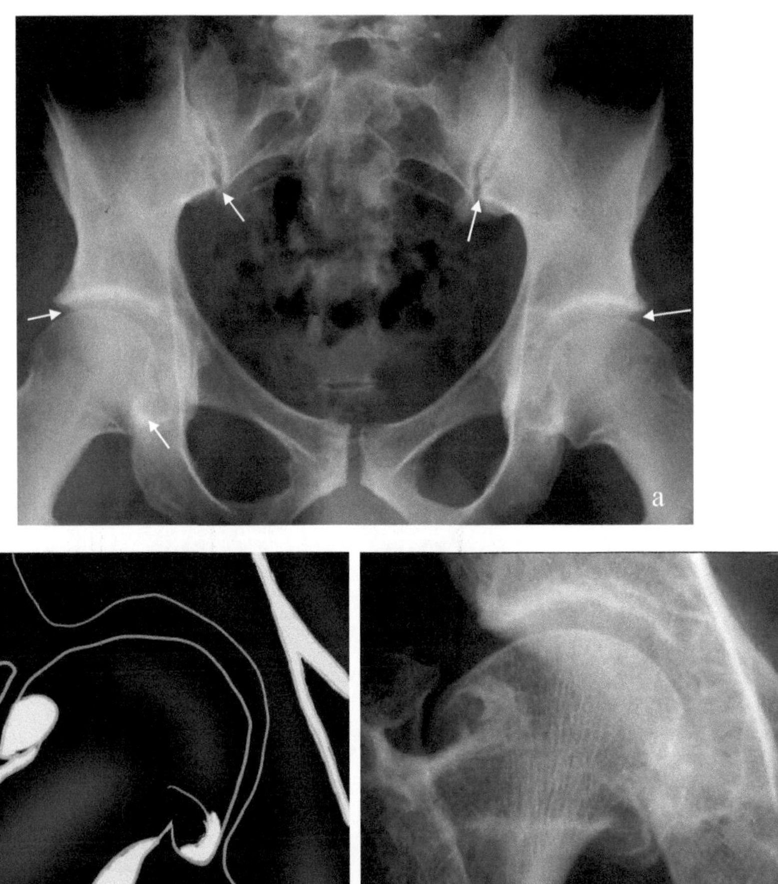

Fig. 9 Acromegalia. Radiografias normais: (a) Pelve anterior; (b+ c) Esquema e aumento da articulação da anca. (a) Aumento da sínfise púbica, das articulações coxofemorais e das articulações sacroilíacas (seta). (b) Aumento da articulação da anca com osteofitose pericapital (cabeça de seta) [8].

1.1.3.6.Tórax

A hipertrofia das cartilagens costais é responsável pelo alargamento da caixa torácica e pela abertura do ângulo esternal (fig. 10).

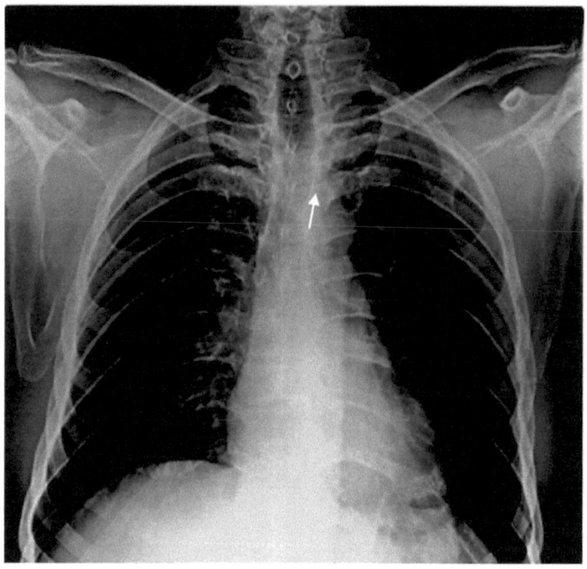

Fig. 10. Acromegalia. Radiografia de tórax normal. Abertura do ângulo esternal (seta).

1.1.3.7.Outras articulações

Todas as articulações sofrem as alterações descritas acima (joelho, anca, ombro, tornozelo, etc.) (fig. 11). Pode também observar-se um espessamento do tecido tendinoso (tendão de Aquiles), síndromes do canal e hiperostose responsável pela ossificação nas enteses (como na inserção da fáscia plantar superficial).

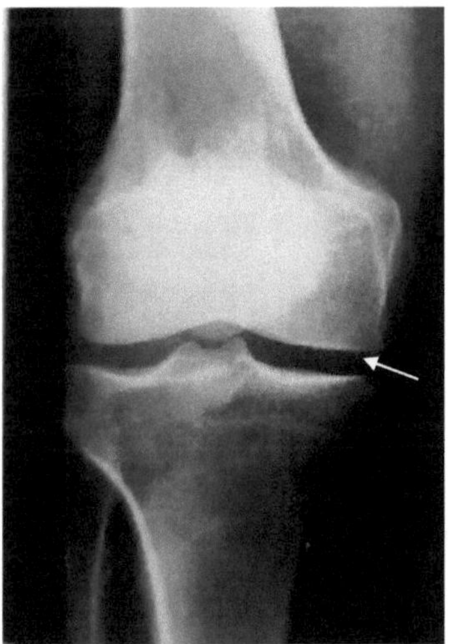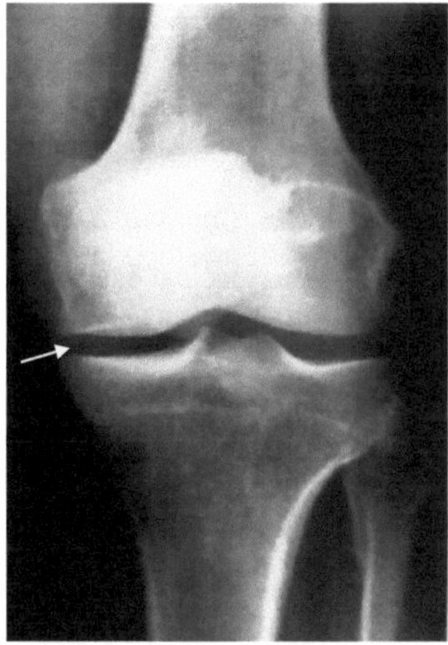

Fig. 11. Acromegalia. Radiografias normais dos joelhos da frente. Alargamento das interlinhas tibiofemorais devido a hipertrofia das cartilagens articulares (setas).

1.1.4. Diagnóstico diferencial

As manifestações músculo-esqueléticas da acromegalia são classicamente diferenciadas na imagiologia da paquidermoperiostose (osteoartropatia hipertrófica primária) [9].

As manifestações da coluna vertebral podem simular espondiloartropatia ou doença de Forestier.

1.2. Hipopituitarismo

A insuficiência da secreção hipofisária pode ser causada por qualquer lesão da hipófise: traumatismo, cirurgia, tumor como o craniofaringioma, isquémia, etc. No entanto, a principal causa é congénita. No entanto, a principal causa é congénita.

1.2.1. Imagiologia

Desde o nascimento, há um atraso no aparecimento dos núcleos de ossificação, que posteriormente se tornam demasiado pequenos e irregulares. Este facto está frequentemente associado a osteopenia e a um atraso na maturação óssea. As complicações também podem ser detectadas pelo radiologista: fracturas relacionadas com a osteopenia [10], osteocondrite primária da anca em crianças [11] e epifisiólise da cabeça do fémur em adolescentes [12].

Nos adultos, a osteoporose pode levar a fracturas [13].

1.3. Hiperprolactinemia

A secreção excessiva de prolactina da glândula pituitária é mais frequentemente causada por medicamentos iatrogénicos.

A hiperprolactinémia acompanha o hipopituitarismo (eliminação da inibição da secreção prolactinémica pela dopamina hipotalâmica). A hiperprolactinémia é acompanhada por uma diminuição significativa da densidade mineral óssea, que parece estar relacionada com o hipogonadismo [14].

2. Paratiroide

As quatro glândulas paratiróides são responsáveis pela secreção da hormona paratiroide (PTH). Esta hormona é responsável pela manutenção da homeostase do cálcio através da ação renal por reabsorção tubular e secreção de vitamina D, da ação óssea por estimulação da reabsorção e da ação digestiva por aumento da absorção de cálcio pela vitamina D.

2.1. Hiperparatiroidismo

A hipersecreção de PTH pelas glândulas paratiróides pode ser primária, mais frequentemente associada a um adenoma das paratiróides, ou secundária, associada a uma hipocalcemia crónica responsável por uma hipersecreção compensatória de PTH pelas paratiróides. O hiperparatiroidismo terciário também ocorre quando a hipersecreção secundária persiste apesar da normalização da causa da hipocalcemia através da autonomização da hipersecreção.

O hiperparatiroidismo é uma endocrinopatia comum com uma incidência crescente, que afecta principalmente as mulheres pós-menopáusicas (razão de sexos 2,5) [15, 16].

2.1.1. Clínica

A maioria dos casos de hiperparatiroidismo são assintomáticos, descobertos incidentalmente durante um exame laboratorial ou uma ecografia cervical [14].

Pode ser sintomático de hipercalcémia:

– Litíase renal, sintomas gastrointestinais, pancreatite,

– osteoarticulares: dores mecânicas, fracturas, artralgias, deformações articulares,

– astenia, perturbações neuro-psiquiátricas, perturbações cardiovasculares, hipertensão arterial, perturbações neuromusculares.

2.1.2. Biologia

A hipercalcémia é constante e a PTH está geralmente elevada. A hipofosfatemia está frequentemente associada. Pode também registar-se um aumento da excreção urinária de cálcio e fosfato.

2.1.3. Imagiologia

A principal indicação para a realização de exames imagiológicos no hiperparatiroidismo é a pesquisa de um adenoma da paratiroide através da ecografia cervical. A TC e a RMN são por vezes úteis (fig. 11), tal como a cintigrafia com metoxi-isobutil-isonitrilo (MIBI) para o adenoma da paratiroide em posição ectópica [17].

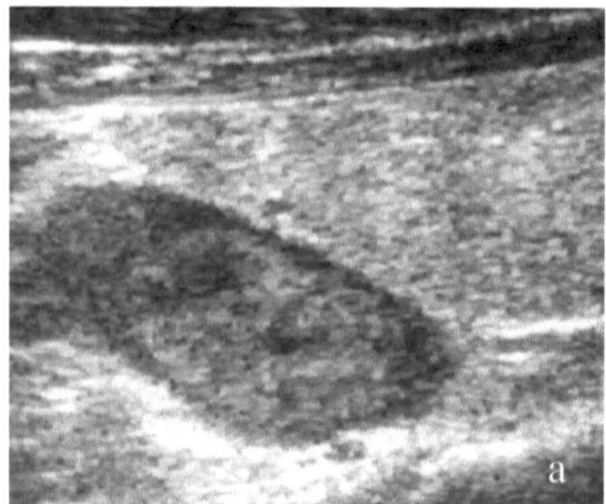

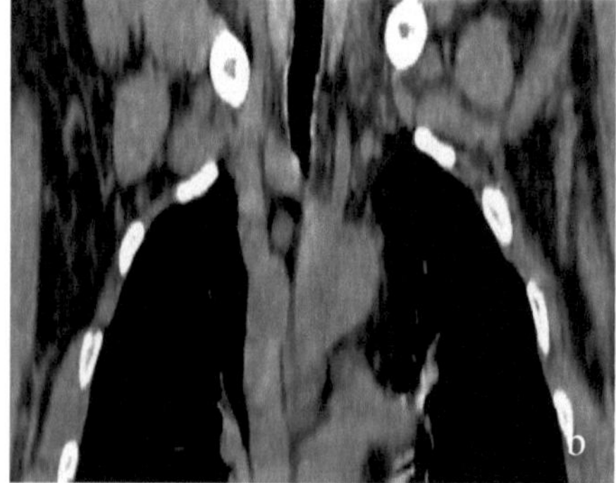

Fig. 11 Adenoma da paratiroide. (a) . Ultrassonografia. Massa paratiroideia, hipoecóica homogénea, bem delimitada. (b). TAC cérvico-torácica. Localização ectópica do adenoma da paratiroide (seta).
As manifestações osteoarticulares do hiperparatiroidismo são acompanhadas por uma vasta gama de achados radiológicos.

2.1.3.1.Reabsorção óssea

Pode ser detectada precocemente nas mãos. A reabsorção óssea pode ser encontrada em várias localizações: subperiosteal, intracortical, endosteal, trabecular, subcondral e nas enteses.

- ## Reabsorção subperiosteal

Manifesta-se por uma irregularidade do bordo exterior do córtex ósseo, que pode assumir um aspeto espiculado ou de "selo postal". [ee] A topografia desta reabsorção é sugestiva: afecta frequentemente as borlas das falanges (acro-osteólise) e o bordo radial das falanges, particularmente as falanges intermédias dos 2 e 3 raios (fig. 12).

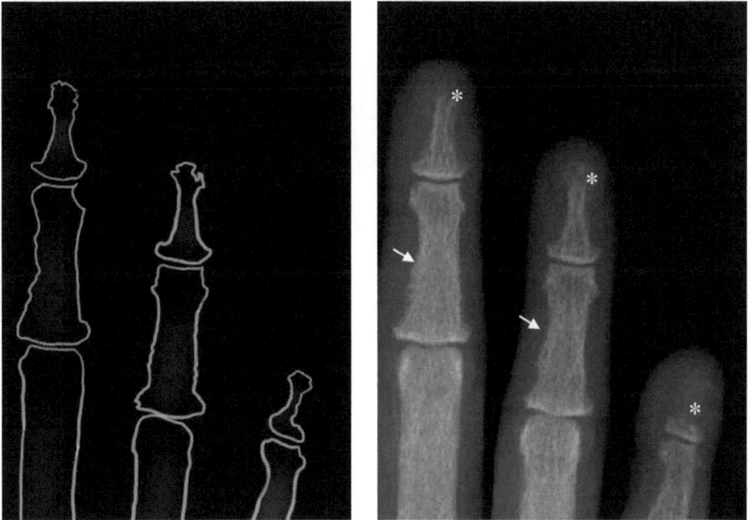

Fig. 12 Reabsorção subperiosteal (a) Diagrama. (b) Radiografia frontal dos dedos. Reabsorção irregular do lado subperiosteal do córtex (aspeto mordiscado), predominantemente no bordo radial da 2ª falange (setas). Reabsorção dos tufos falangeais (Acro-osteólise) (asterisco).

Reabsorção endo-cortical

A reabsorção endocortical manifesta-se por um córtex fino com um aspeto laminado relacionado com a reabsorção óssea intacortical (figs. 13, 14 e 15).

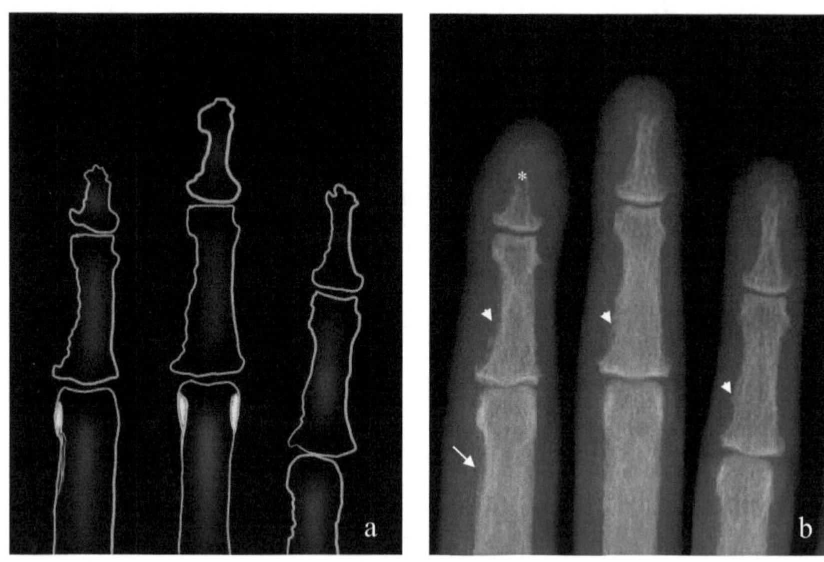

Fig. 13. Reabsorção endo-cortical. (a) Esquema. (b) Radiografia frontal dos dedos. Estrias verticais claras, com um aspeto laminado do córtex (seta). Há reabsorção subperiosteal associada, com reabsorção irregular do lado subperiosteal do córtex com um aspeto mordiscado, predominando no bordo radial da 2ª falange do 2º e 3º dedos (cabeça de seta). Reabsorção dos tufos falangeais (Acro-osteólise) (asterisco).

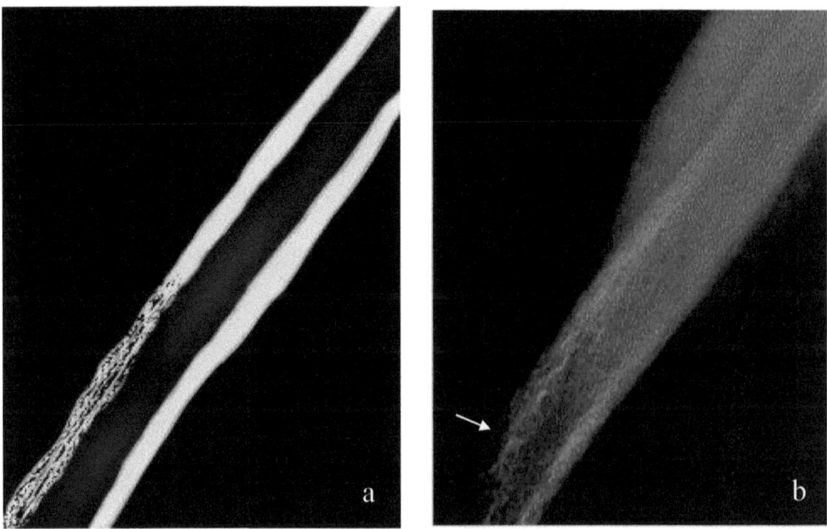

Fig. 14. Reabsorção endo-cortical. (a) Esquema. (b) Radiografia de um osso longo. Estrias verticais claras, dando um aspeto laminado ao córtex (seta).

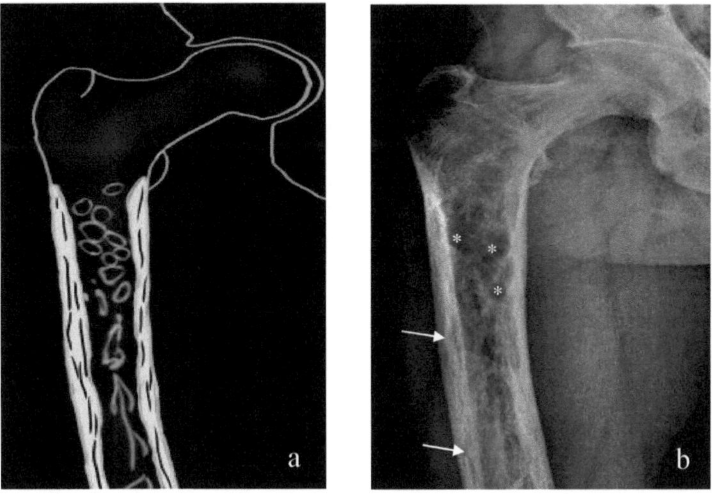

Fig. 15. Reabsorção endo-cortical. (a) Esquema. (b) Radiografia do fémur. Estrias verticais claras, dando um aspeto laminado ao córtex (seta), associadas a osteólise intramedular (asterisco).

• Reabsorção trabecular

Esta reabsorção é responsável por um aspeto "salgado e pimenta" associado a um aspeto esbatido das tabelas ósseas (fig. 16).

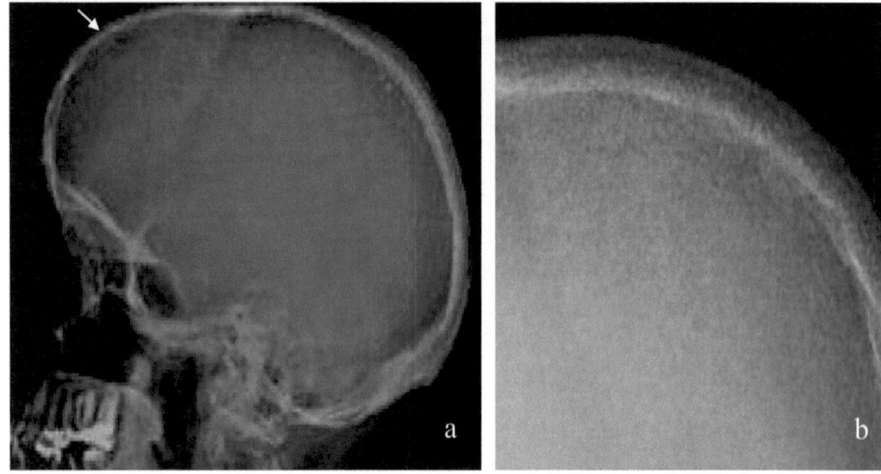

Fig. 16 Reabsorção trabecular. (a) Radiografia do crânio em perfil. (b) Ampliação. Aspeto granular e salgado da estrutura óssea. Adelgaçamento da abóbada (seta).

• Reabsorção subcondral

A reabsorção subcondral afecta principalmente o esqueleto axial e as cinturas. Caracteriza-se por um alargamento irregular das interlinhas acromioclaviculares através da reabsorção do lado clavicular e das interlinhas sacroilíacas e da sínfise púbica [18] (figs. 17, 18 e 19). Esta reabsorção manifesta-se por extensas erosões subcondrais e juxtatendinosas, mais ou menos associadas a condensação ao contacto (fig. 20).

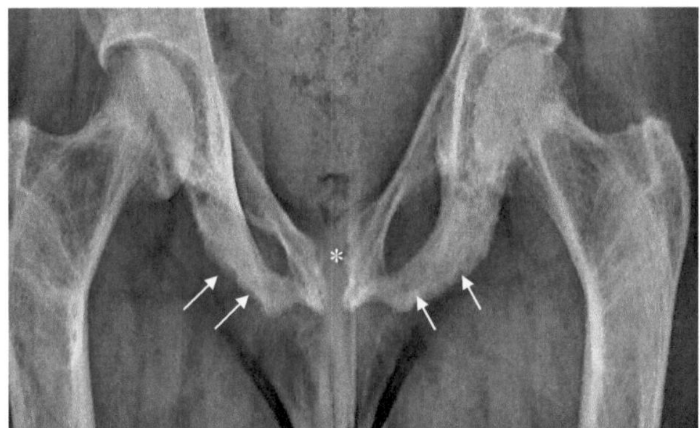

Fig. 17 Reabsorção subcondral. Radiografia da bacia. Aumento irregular da sínfise púbica (asterisco), erosões subcondrais na inserção das enteses (setas).

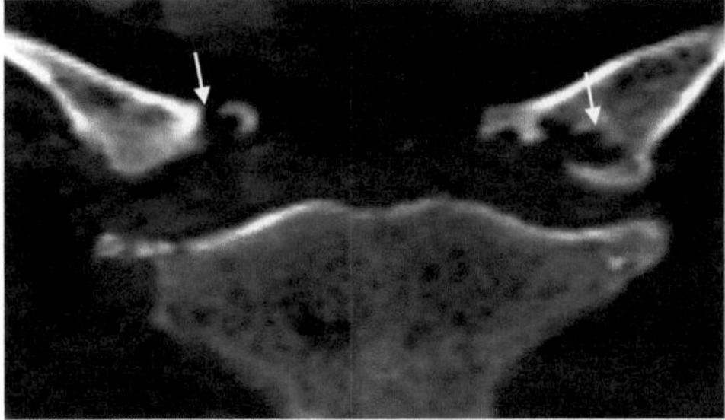

Fig. 18 Reabsorção subcondral. TAC com reconstrução coronal centrada nas clavículas. Geodos subcondrais claviculares (setas).

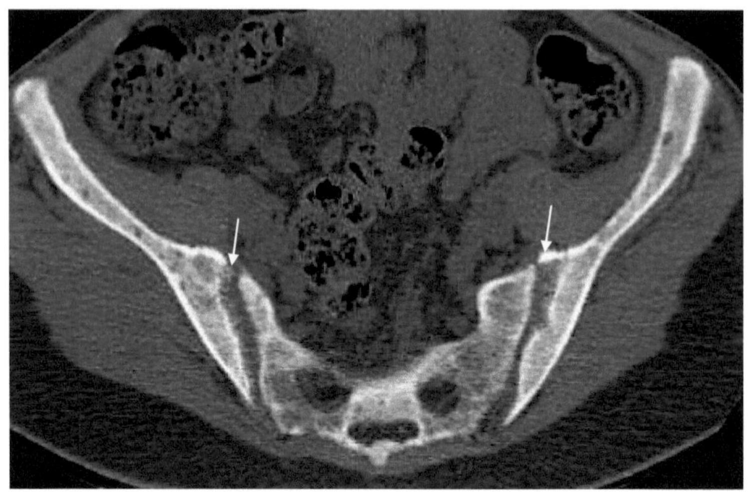

Fig. 19. Reabsorção subcondral. Tomografia computorizada com janela óssea. Alargamento irregular das articulações sacro-ilíacas (setas).

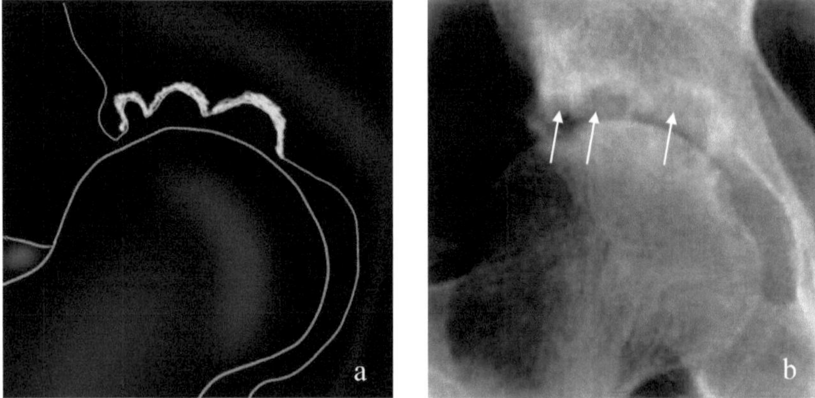

Fig. 20. Reabsorção subcondral. (a) Esquema. (b) Radiografia da articulação da anca. Geodos subcondrais rodeados por esclerose periférica (setas).

2.1.3.2.Osteopenia

A osteoporose é o adelgaçamento da estrutura óssea, frequentemente revelado por complicações de fracturas (fig. 21).

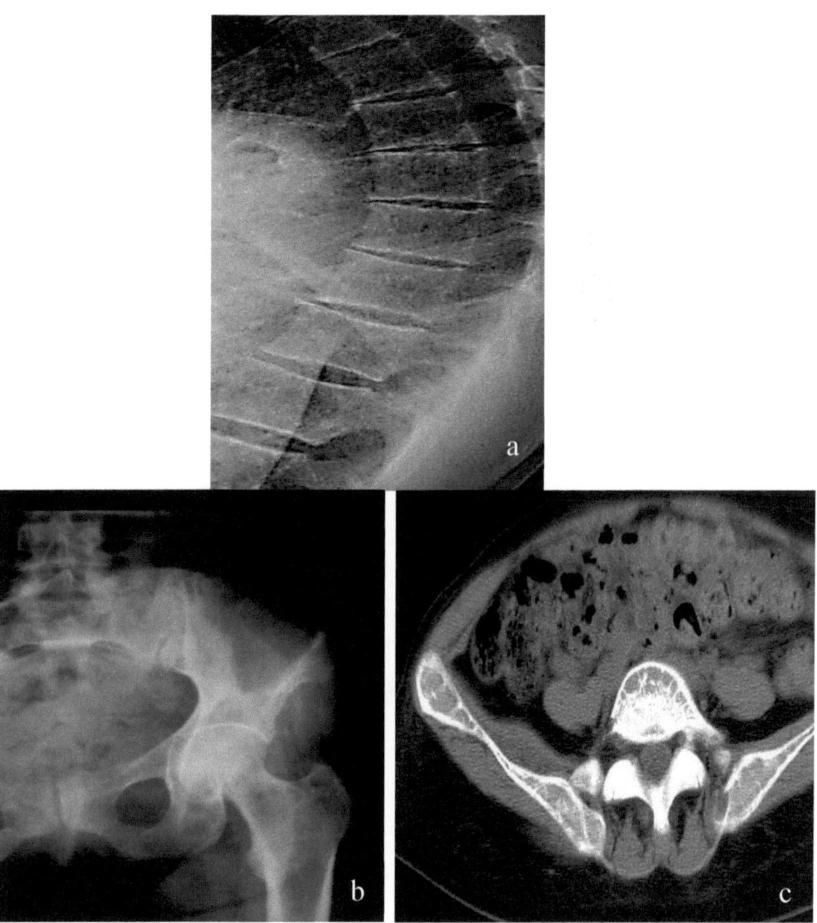

Fig. 21 Osteopénia (a). Radiografia da coluna vertebral em perfil. (b) Radiografia frontal da anca (c). Tomografia computorizada da bacia. Rarefação da estrutura óssea, dando a aparência de vértebras vazias.

2.1.3.3. Tumores castanhos

Estas lesões são, de facto, pseudotumores formados por tecido fibroso hipervascularizado mais ou menos quístico, contendo numerosas células gigantes osteoclásticas e apresentando frequentemente depósitos de hemossiderina devido a micro-hemorragias intralesionais crónicas, responsáveis pela cor castanha da lesão. Podem ser observados em cerca de 3% dos casos de hiperparatiroidismo primário [19, 20].

Ocorrem principalmente nos membros, como os fémures e as mãos, mas também podem ocorrer na mandíbula, na pélvis, nas clavículas, nas costelas e na coluna vertebral. São frequentemente assintomáticas, mas por vezes manifestam-se sob a forma de inchaços, fracturas e dores ósseas.

Na radiografia standard, os tumores castanhos apresentam-se como lesões líticas, únicas ou múltiplas, bem delimitadas, sem esclerose periférica, de topografia cortical e excêntrica, podendo ser acompanhadas de rebentamento ou mesmo rutura do córtex [21] (figs. 22, 23). A TC está indicada para explorar áreas de difícil análise (fig. 24).

Na ressonância magnética, a lesão apresenta um hipersinal T1, hipersinal T2 tecidular e é fortemente realçada após a injeção de gadolínio [22, 23] (fig. 25). O sinal T2 é por vezes heterogéneo, em particular devido a depósitos de hemossiderina em franco hipossinal T2 [24]. Podem também ser visíveis alterações necróticas no interior destas lesões, que podem ser quísticas, uni ou multiloculares, ou mistas, solidocísticas, com hipersinal em T2, e com as suas paredes fortemente realçadas após a injeção. Níveis líquido-líquido podem ser vistos no interior dos cistos, mimetizando um cisto aneurismático [24].

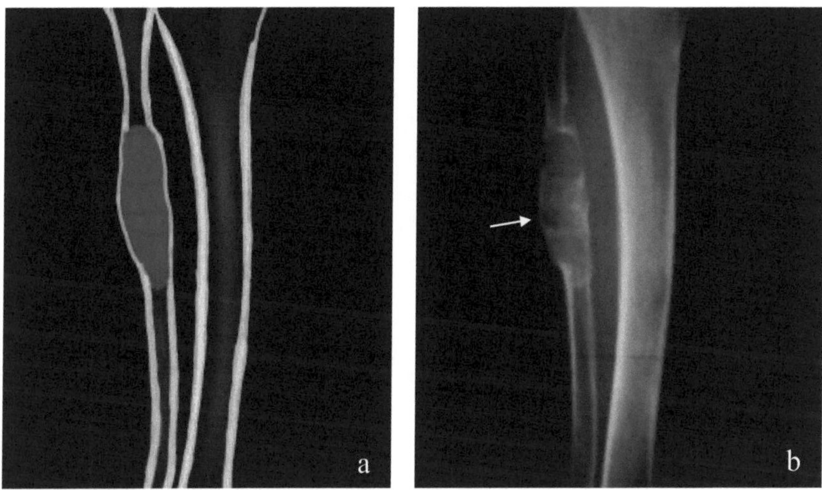

Fig. 22. Tumor castanho (a) Diagrama. (b) Radiografia frontal da perna. Lesão lítica, localizada no 1/3 médio da diáfise do perónio, com padrão heterogéneo, bem delimitada, sem esclerose periférica, rebentando o córtex, sem rutura (seta).

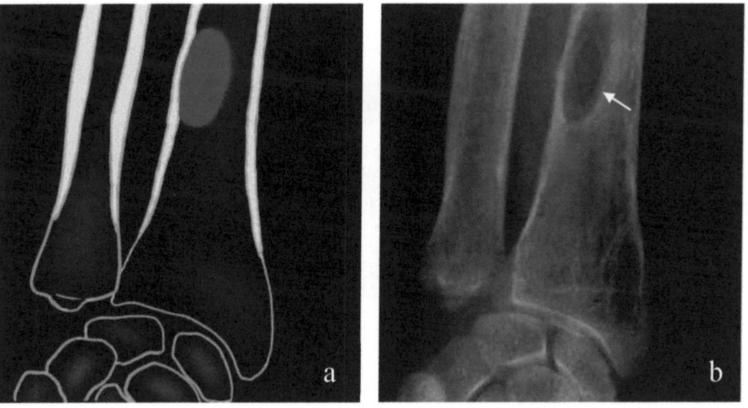

Fig. 23. Tumor castanho (a) Diagrama. (b) Radiografia frontal do antebraço. Lesão osteolítica, localizada no 1/3 inferior da diáfise radial, homogénea, bem delimitada, sem esclerose periférica, com adelgaçamento do córtex, sem rotura

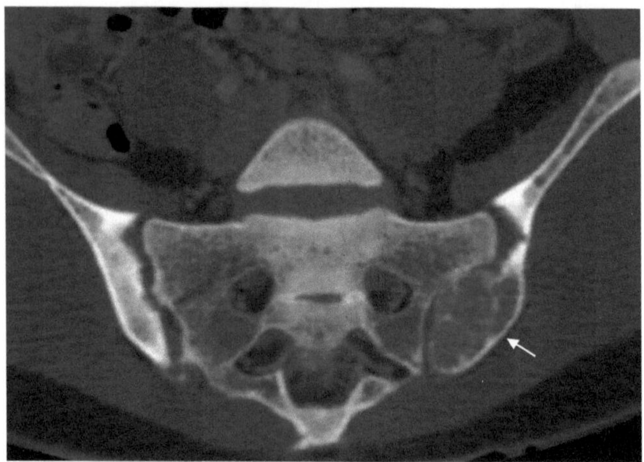

Fig. 24. Tumor castanho. Tomografia computorizada de janela óssea. Processo expansivo lítico no ílio esquerdo, contendo as partições, rebentando a cortical óssea

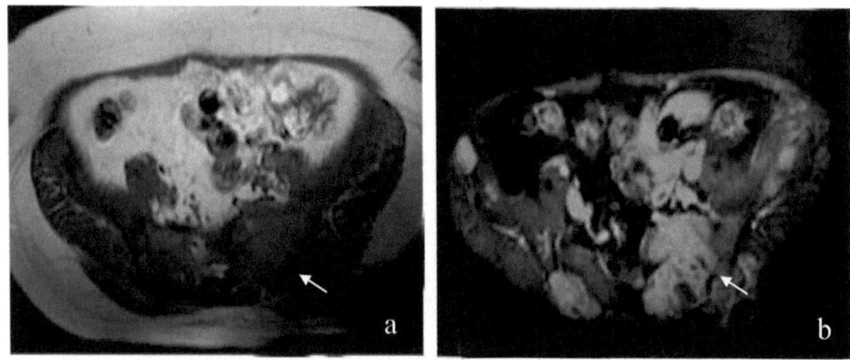

Fig. 25. Tumor castanho. Tumor castanho (a). Secção de RM da anca, sequência T1 (b). Secção de RM da anca, sequência T1 após injeção de meio de contraste. Massa do osso sacro, T1 hipopositivo, com realce após injeção de gadolínio (setas).

2.1.3.4.Osteosclerose

Áreas focais de osteosclerose, afectando principalmente o esqueleto axial, podem ser raramente observadas no hiperparatiroidismo primário (fig. 26).

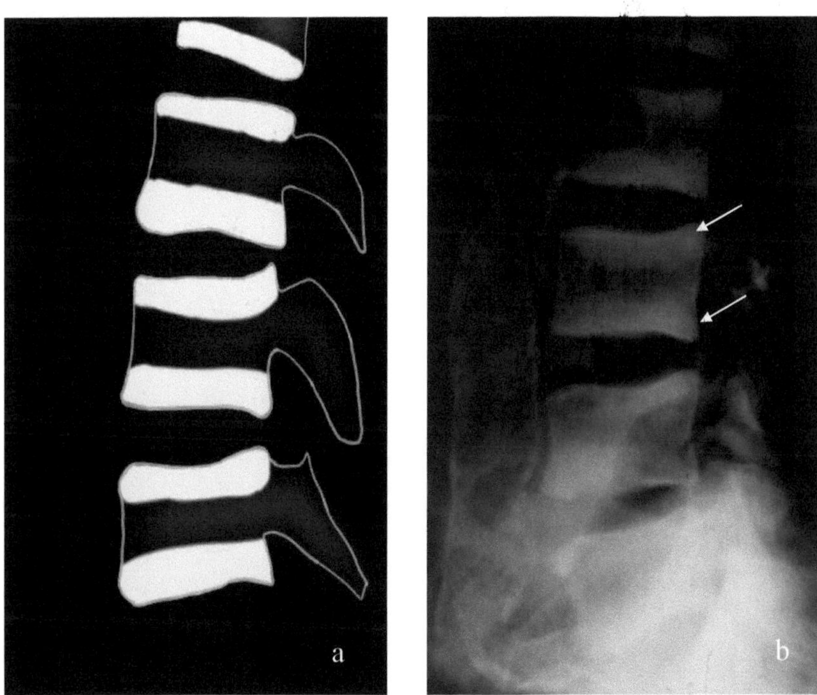

Fig. 26. Osteosclerose (a) diagrama. (b) Radiografia da coluna vertebral em perfil. Osteosclerose em bandas (setas) "coluna vertebral em camisola de râguebi"; vértebras "em camisola de râguebi".

2.1.3.5.Calcificações heterotópicas e tendinopatias

No decurso do hiperparatiroidismo, verifica-se um aumento da frequência de doença com depósitos de hidroxiapatite, pirofosfato de cálcio e gota [25]. Estas calcificações podem ocorrer em estruturas tendinosas e tecidos moles (fig. 27).

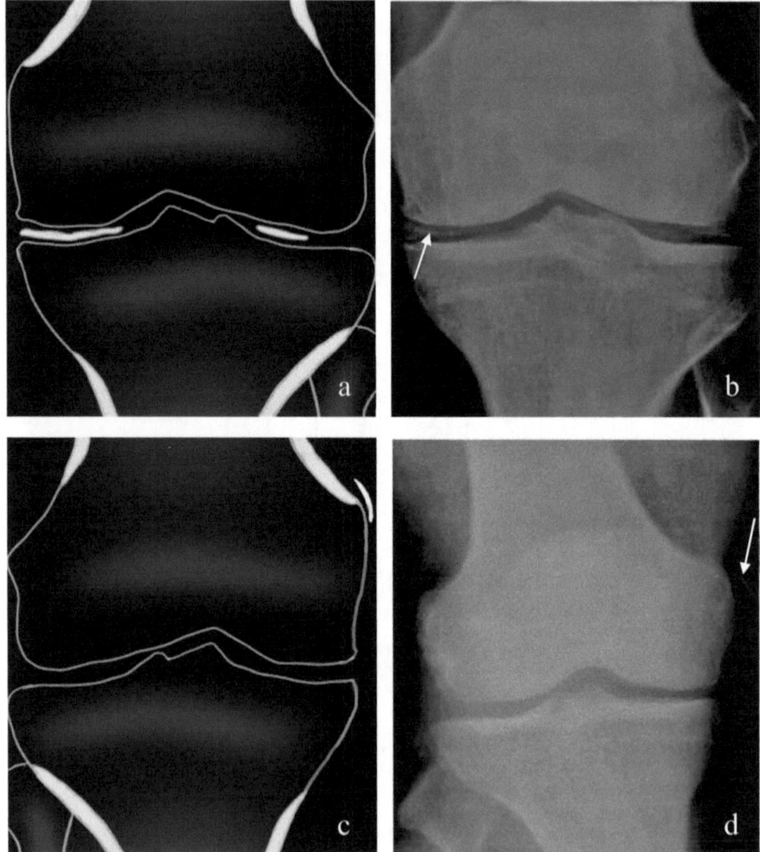

Fig. 27. Calcificações heterotópicas e tendinopatias. (a) Esquema. (b) Radiografia frontal do joelho. Calcificações articulares devido à deposição de cristais de pirofosfato de cálcio (seta). (c) Esquema. (d) Calcificação dos LLI (seta).

2.1.4. Complicações

No hiperparatiroidismo, as complicações ósseas frequentemente encontradas são as fracturas patológicas e as deformidades ósseas, como a deformidade torácica (fig. 28).

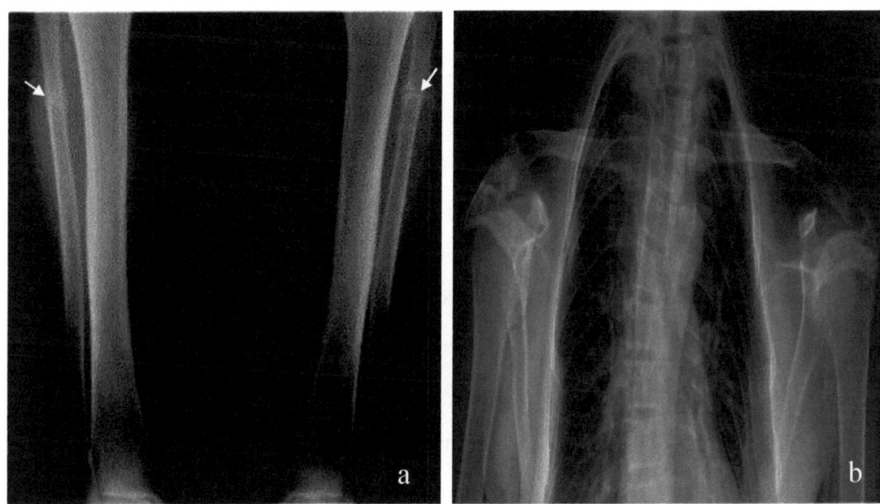

Fig. 28. Complicações. (a) Radiografia frontal de ambas as pernas. Linha de fratura no perónio (setas). (b) Radiografia frontal do tórax. Deformidade torácica.

2.2. Hipoparatiroidismo

O hipoparatiroidismo pode ser adquirido, idiopático, especialmente nas mulheres, ou iatrogénico após remoção cirúrgica ou destruição por irradiação.

2.2.1. Clínica

A hipocalcemia profunda pode provocar cãibras musculares, perturbações neurológicas como parestesias e convulsões, bem como deterioração mental e perturbações a longo prazo da dentição e da pele [26, 27].

2.2.2. Biologia

O hipoparatiroidismo é geralmente acompanhado por uma diminuição da PTH plasmática, hipocalcemia, hiperfosfatemia e uma diminuição da vitamina D.

2.2.3. Imagiologia

Verifica-se um aumento global significativo da densidade óssea sob a forma de osteocondensação focal em bandas metafisárias densas, densificação das cristas ilíacas e espessamento da abóbada craniana, bem como o aparecimento de hiperostose da coluna vertebral e de entesopatias ossificantes [28-30] (fig. 29). Podem ser observados defeitos de dentição na região facial [31].

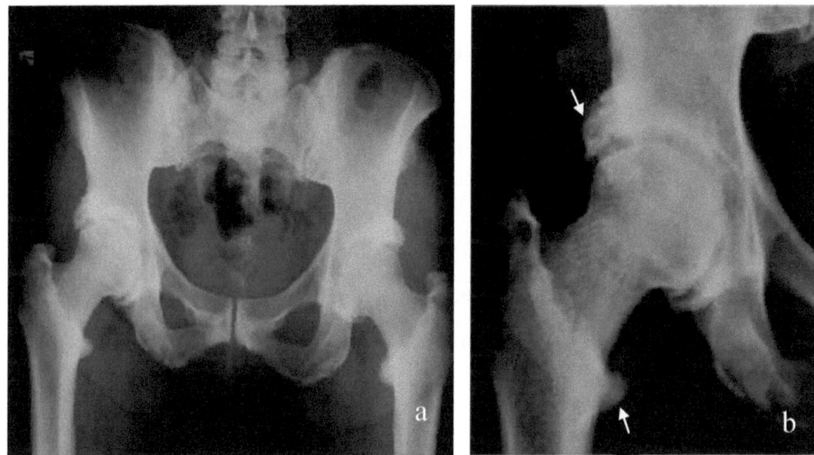

Fig. 29. Hipoparatiroidismo. (a) Radiografia da bacia. (b) Radiografia da anca. Aumento global da densidade mineral óssea, densificação das cristas ilíacas e entesopatias ossificantes (setas) [6].

3. Tiroide

As hormonas da tiroide (T3, T4) são activadoras do metabolismo básico. Nas crianças, desempenham um papel fundamental no crescimento e na maturação do tecido ósseo.

3.1. Hipertiroidismo

O excesso de hormona tiroideia leva a uma remodelação óssea acelerada com excesso de catabolismo, resultando em desmineralização óssea. O hipertiroidismo é de etiologia primária, de origem tiroideia, como a doença de Graves, o adenoma tóxico, o bócio multinodular, etc. Mais raramente, é secundário a uma hipersecreção de TSH pela hipófise, secundária a um adenoma da hipófise.

3.1.1. Clínica

Os sinais clínicos são os de um aumento global do metabolismo basal: hipersudação, taquicardia, tremores, nervosismo, perda de peso, diarreia, etc. É frequente encontrar fracturas patológicas devido à reabsorção óssea. São frequentemente encontradas fracturas patológicas, devido à reabsorção óssea [32, 33]. Na doença de Graves, os sintomas são os da tríade de Diamond, que inclui mixedema pré-tibial, exoftalmia e acropatia (edema dos dedos das mãos e dos pés e hipocrasia digital). Nas crianças, o hipertiroidismo provoca uma maturação óssea acelerada, com um aumento da idade óssea e uma fusão prematura da placa de crescimento.

3.1.2. Biologia

O diagnóstico é efectuado a nível biológico, através da medição da TSH, que está reduzida, e do T4 livre, que está aumentado. Pode estar presente hipercalciúria e mesmo hipercalcémia.

3.1.3. Imagiologia

3.1.3.1.Emagrecimento dos ossos

A gravidade da osteoporose pode ser avaliada por densitometria óssea e está correlacionada com a extensão da hipersecreção de hormonas da tiroide [33].

A rarefação óssea afecta principalmente o osso cortical, dando um aspeto estriado e laminado ao osso cortical, visível especialmente nas extremidades (fig. 30). A abóbada craniana também pode ser afetada, com aumento da visibilidade dos sulcos vasculares, dando o aspeto de pseudomieloma (fig. 31) [4].

A fratura patológica é a principal complicação da osteoporose, envolvendo frequentemente o colo do fémur e a coluna vertebral.

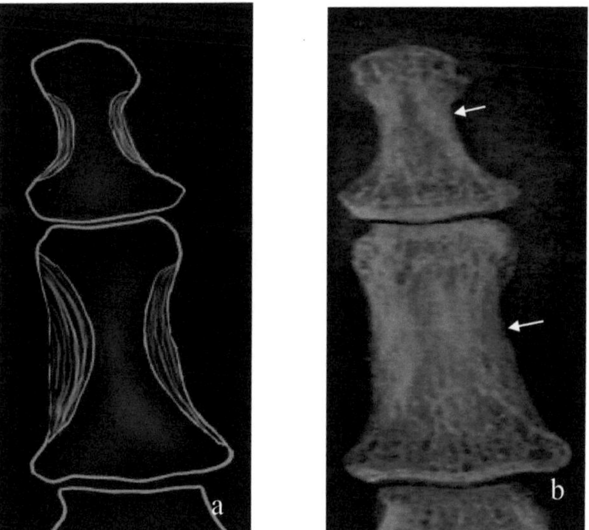

Fig. 30. Rarefação óssea (a) Diagrama. (b) Radiografia dos dedos. Rarefação óssea predominantemente no osso cortical, que assume um aspeto adelgaçado e laminado (setas) [6].

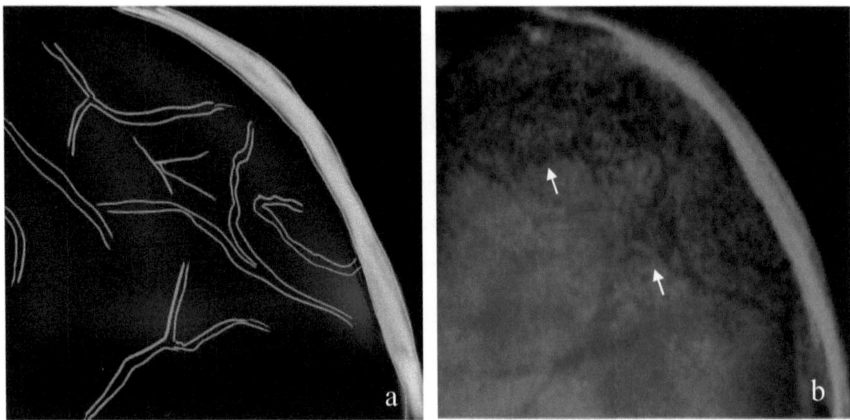

Fig. 31. Rarefação óssea (a) Diagrama. (b) Radiografia do crânio em perfil. A rarefação óssea é responsável por uma melhor visibilidade dos sulcos vasculares, o que pode levar a uma aparência de pseudomieloma (setas) [6].

3.1.3.2.Acropaquia da tiroide

Reacções periosteais irregulares, "sinuosas" e assimétricas nas diáfises dos metacarpos, falanges ou metatarsos [34] (fig. 32). Esta reação é predominante na face radial do 1º e 2º metacarpos e na face ulnar do 5º metacarpo. Pode ainda ocorrer um aumento do diâmetro diafisário dos metacarpos, falanges e metatarsos devido ao espessamento das corticais (fig. 33).

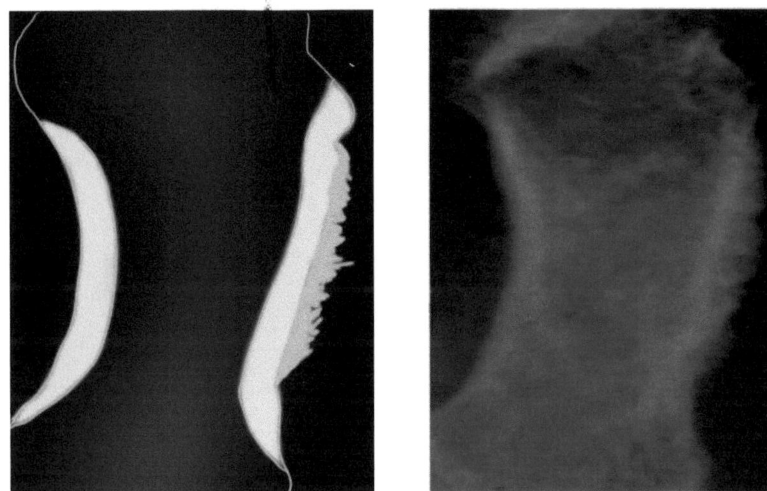

Fig. 32. Acropaquia da tiroide. (a) Diagrama. (b) Pormenores de uma radiografia da mão. Reação periosteal assimétrica, irregular e sinuosa no eixo do metacarpo (seta) [6].

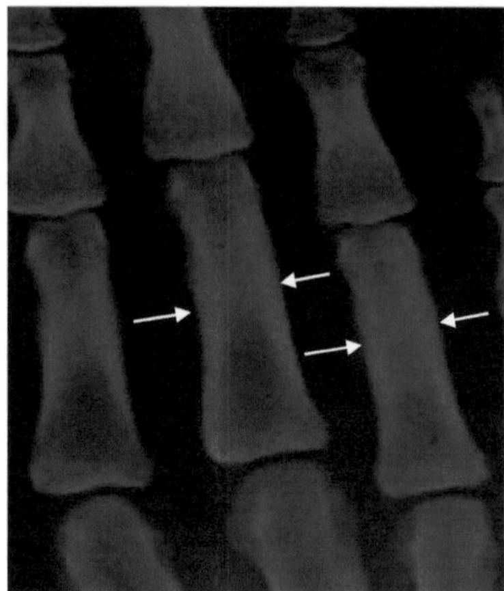

Fig. 33. Acropaquia da tiroide. Pormenores de uma radiografia da mão. Aumento do diâmetro diafisário das falanges (seta).

3.2. Hipotiroidismo

O hipotiroidismo é a insuficiência das hormonas da tiroide, responsável por uma diminuição do metabolismo basal. Nas crianças, é geralmente congénito. No adulto, o hipotiroidismo é frequentemente de origem primária (infecciosa, iatrogénica, tumoral, etc.).

3.2.1. Clínica

Nos recém-nascidos, o hipotiroidismo manifesta-se por iterícia, macroglossia, hipotonia e disgenesia epifisária. Nas crianças, se não for tratada, a doença apresenta nanismo e atraso mental [35, 36]. Nos adultos, os sintomas são os do hipometabolismo, como depressão, obstipação, bradicardia, aumento de peso, atraso psicomotor, infiltração das mucosas e secura da pele.

3.2.2. Biologia

No hipotiroidismo, verifica-se um aumento da TSH sérica e uma diminuição da

T4 livre sérica.

3.2.3. Imagiologia

Desde o nascimento, pode haver um atraso no aparecimento e desenvolvimento dos núcleos epifisários [24] (fig. 34). Podem também existir anomalias na morfologia das epífises, com um aspeto irregular e fragmentado (fig. 34). No crânio, o atraso no crescimento e maturação óssea manifesta-se pela presença de ossos wormianos e atraso no fecho das suturas (braquicefalia por atraso no fecho da sincondrose esfeno-occipital) e atraso no aparecimento dos seios para-nasais e mastóides. No que respeita ao esqueleto axial, há hipoplasia do ângulo ântero-superior dos corpos vertebrais da charneira dorsolombar, dando um aspeto de "rostro" responsável pela cifose. Nos adultos, observam-se osteocondensações não específicas, por vezes complicadas por fracturas e calcificações dos tecidos moles [37, 38]. As principais lesões sintomáticas são o síndroma do túnel cárpico e a tenossinovite.

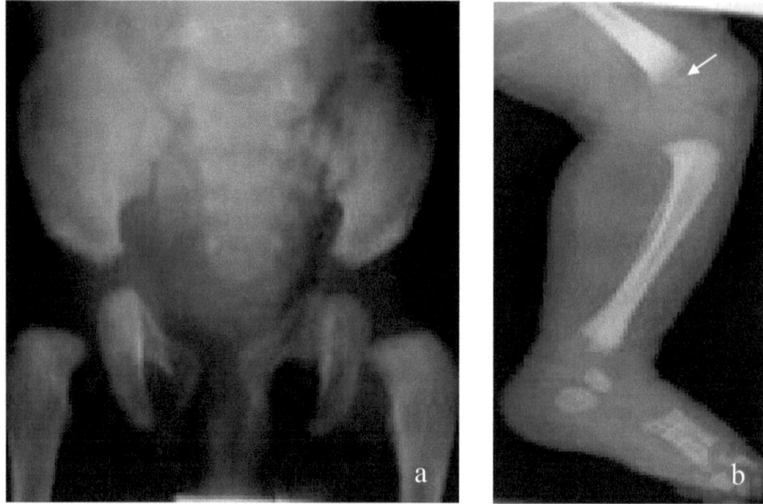

Fig. 34. Hipotiroidismo congénito. (a) Radiografia frontal da pelve. Aparecimento tardio dos núcleos epifisários num recém-nascido de termo. (b). Radiografia da perna esquerda em perfil. Disgenesia epifisária num recém-nascido de termo, epífise irregular (seta) [6].

4. Glândulas supra-renais

As glândulas supra-renais são compostas por duas partes: a glândula suprarrenal medular, que segrega catecolaminas, e o córtex suprarrenal, que segrega corticosteróides, principalmente cortisol. O cortisol é uma hormona que estimula o catabolismo, nomeadamente ósseo.

4.1. Hipercorticismo

O hipercorticismo é um excesso de hormonas glucocorticóides, responsável por um aumento do catabolismo ósseo através da ativação dos osteoclastos e da inibição da atividade osteoblástica.

O hipercorticismo pode ser endógeno, devido ao excesso de secreção de cortisol causado por hiperplasia suprarrenal ou adenoma hipofisário. Pode também ser de origem iatrogénica, secundária a um tratamento prolongado com anti-inflamatórios esteróides.

4.1.1. Clínica

Observa-se geralmente obesidade fasciotruncal, diabetes, hipertensão arterial, nervosismo, fraqueza muscular devido a miopatia e amiotrofia, estrias na pele e perturbações gonadais.

Nas crianças, a osteoporose é comum, associada a um atraso na maturação óssea [39].

4.1.2. Biologia

O diagnóstico baseia-se na medição do cortisol livre urinário de 24 horas (UFC). Pode também ser utilizado um teste de travagem com dexametasona para confirmar o diagnóstico. Um ensaio de ACTH também pode ser útil.

4.1.3. Imagiologia

4.1.3.1.Osteoporose

A osteoporose é geralmente observada em áreas onde predomina o osso trabecular, como as extremidades superiores dos fémures e a coluna vertebral (fig. 35). A densidade mineral óssea é reduzida, com um risco aumentado de fratura, que em 70% dos casos ocorre na coluna lombar [40, 41]. As fracturas das costelas também são comuns [42].

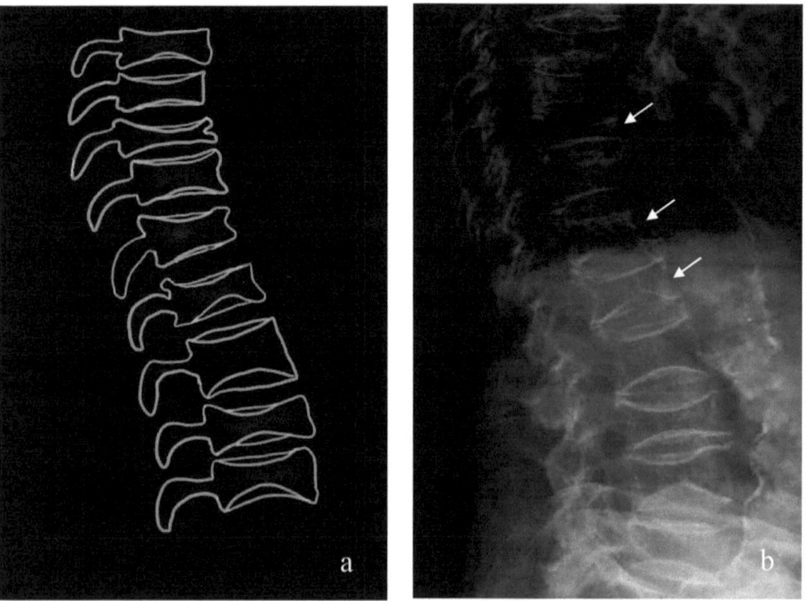

Fig. 35. Osteoporose (a) Diagrama. (b) Radiografia da coluna lombar em perfil. A osteoporose dá a aparência de um vazio vertebral, complicado pela compressão vertebral em camadas (setas).

4.1.3.2.Osteonecrose asséptica

A osteonecrose asséptica é observada principalmente no hipercorticismo iatrogénico [43, 44]. Envolvem frequentemente as cabeças e os côndilos femorais, mas também as cabeças umerais.

Clinicamente, a osteonecrose asséptica pode ser assintomática e as suas características são inespecíficas. No entanto, o seu carácter generalizado, bilateral e multifocal pode ser sugestivo.

Nas radiografias padrão, a cabeça do fémur tem um aspeto normal no início, o que não exclui um diagnóstico positivo de osteonecrose asséptica. As alterações radiológicas são agrupadas em quatro fases de Ficat:

- Fase 1: aspeto radiológico normal (fig. 36).
- Estádio 2: desmineralização segmentar e heterogénea da cabeça do fémur "em quartos", com condensação periférica. Os contornos da cabeça do fémur estão preservados. A articulação da anca e o acetábulo são normais (Fig. 37).
- Estádio 3: afundamento com perda da esfericidade cefálica; ovalização ou achatamento local da cabeça femoral; descolamento do bordo cefálico; aparecimento de uma claridade subcondral linear com aspeto de casca de ovo; hiperclearidade oval ou triangular mais ou menos extensa, limitada na sua parte inferior por uma banda de osteosclerose côncava ascendente (Fig. 38). A articulação da anca e o acetábulo são normais.
- Fase 4: achatamento da cabeça do fémur; dissecção do osso necrótico (Fig. 39).

Na fase terminal, observa-se um pinçamento das articulações, seguido de coxartrose (estádios 5 e 6 de Steinberg).

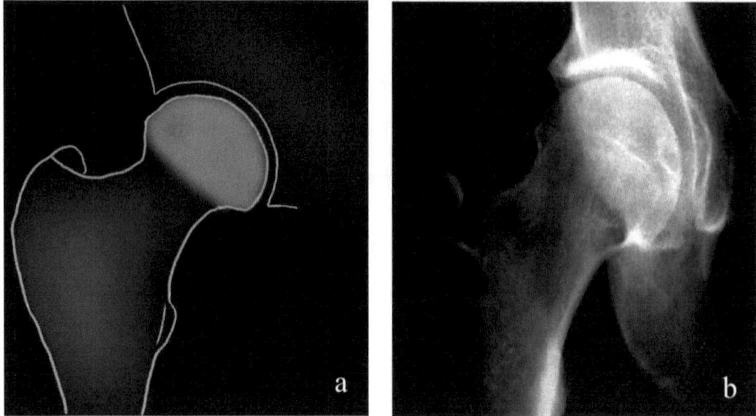

Fig. 36. Osteonecrose asséptica. Ficat estádio 1. (a) Esquema. (b) Radiografia da anca. Aspeto radiológico normal.

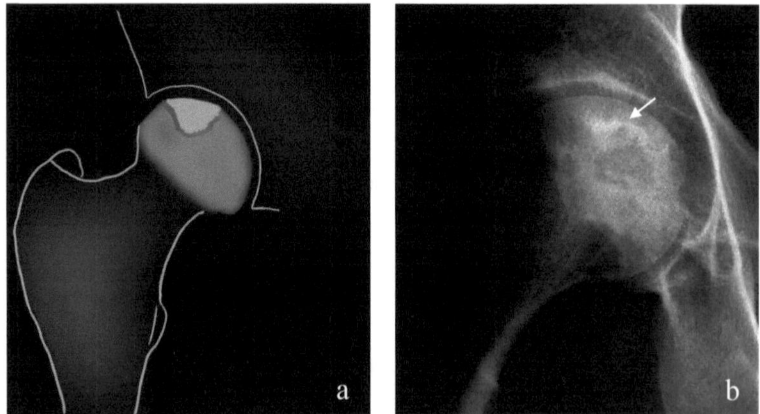

Fig. 37. Osteonecrose asséptica. Ficat estádio 2. (a) Esquema. (b) Radiografia da anca. Desmineralização segmentar e heterogénea da cabeça femoral com condensação periférica (seta).

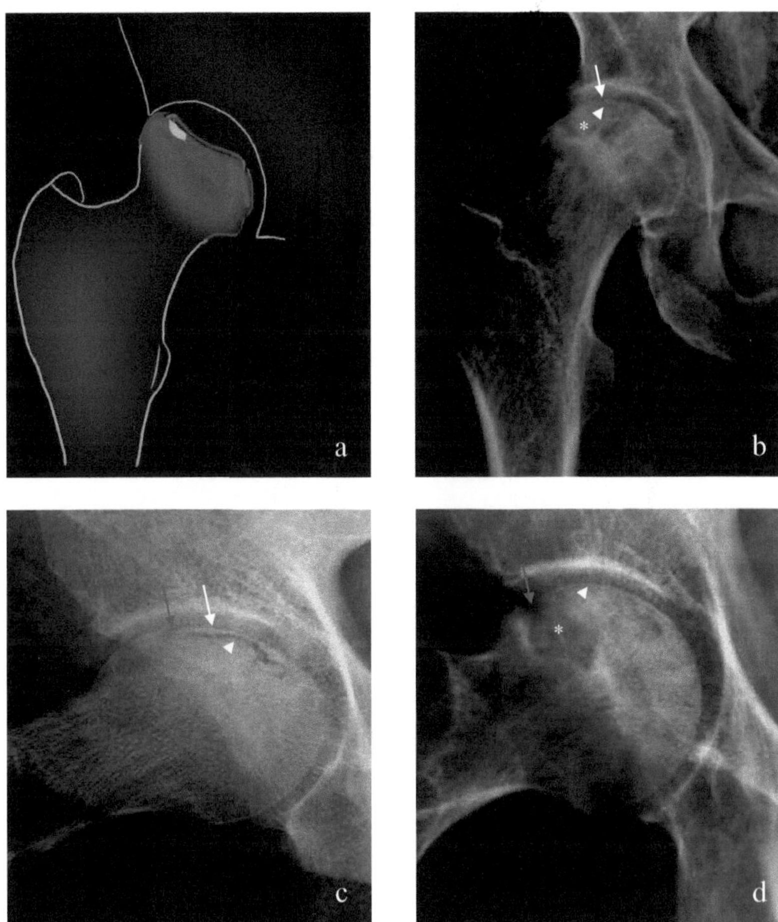

Fig. 38. Osteonecrose asséptica. Ficat estádio 3. (a) Esquema. (b) Radiografia da anca. (c+d) Ampliação. Achatamento local da cabeça do fémur (seta branca). Hiperclaridade oval ou triangular, mais ou menos extensa, limitada na sua parte inferior por uma banda côncava ascendente de osteosclerose (asterisco). Descolamento do bordo cefálico (seta vermelha). Aparecimento de uma claridade subcondral linear com padrão de casca de ovo (ponta de seta).

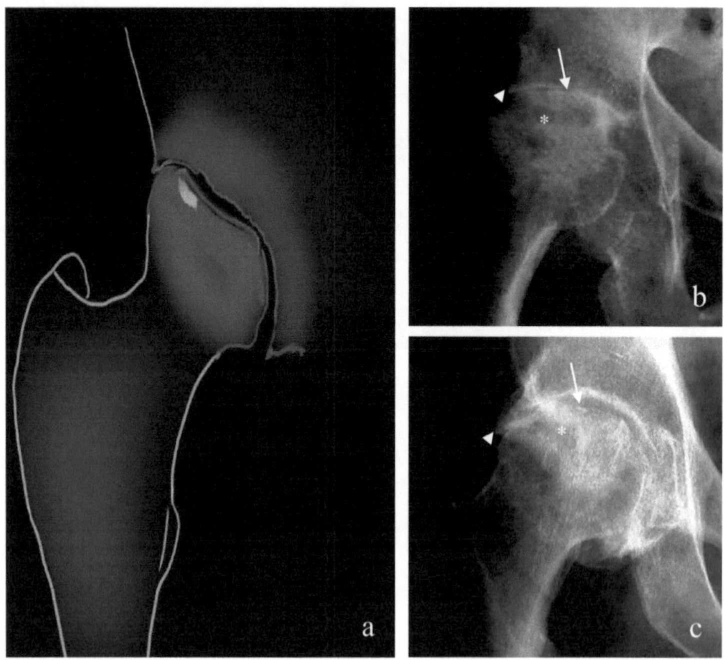

Fig. 39. Osteonecrose asséptica. Ficat estádio 4. (a) Esquema. (b+c) Radiografia da anca. Achatamento da cabeça femoral (seta), dissecção de osso necrótico e heterogéneo (asterisco). Pinçamento articular e osteófitos (cabeça de seta).

Na RM, a osteonecrose apresenta-se como uma área de necrose semelhante a um mapa, com sinal variável, hipersinal T1 nas fases iniciais, delimitada por uma fronteira de hipersinal T1 e hipersinal T2 e, depois, hipossinal T2 quando calcificada (fig. 40).

Esta linha pode aparecer como uma linha dupla, uma em T2 hipersinal e outra em T2 hipersinal, que é melhor visualizada quando o sinal da gordura é suprimido [45, 46]. A área de necrose não realça após injeção de contraste. A lesão pode estar associada a edema ósseo periférico com hipersinal em T2 e derrame intra-articular, especialmente se epifisário.

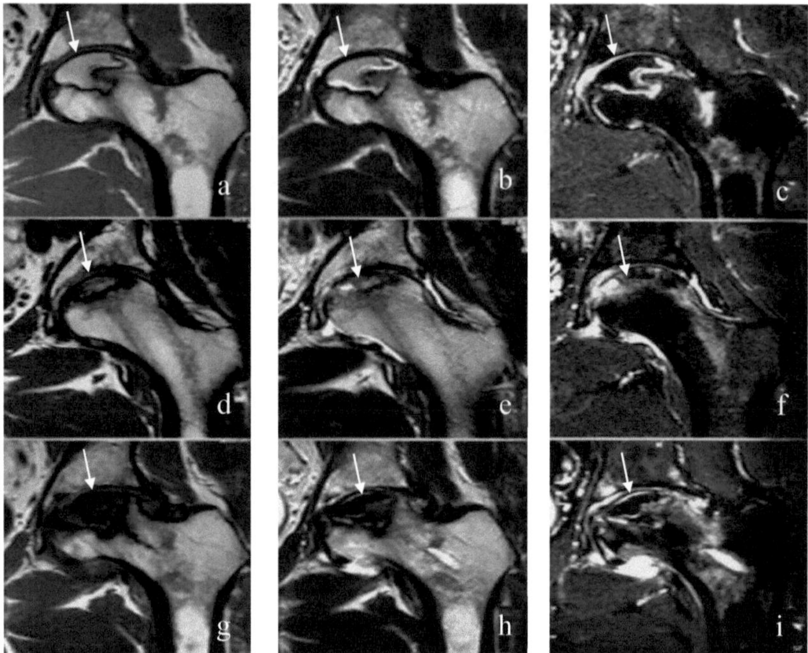

Fig. 40. Osteonecrose asséptica. RM (a+d+g) sequência ponderada em T1 (b+e+h) sequência ponderada em T2 (c+f+i) sequência ponderada em T2 Fat Sat. Três tipos de sinal do sequestro segundo Mitchell: (a+b+c) Sinal do tipo gordo, com hipersinal em T1 e T2 e hipossinal em T2 Fat Sat; (d+e+f) Sinal do tipo fluido, com hipossinal em T1, hipersinal em T2 e hipossinal em T2 Fat Sat; (g+h+i) Sinal do tipo fibroso, com hipossinal em T1, T2 e T2 Fat Sat (setas).

4.1.3.3.Lipomatose epidural

A lipomatose epidural corresponde à acumulação de tecido adiposo no espaço epidural, geralmente na região lombar, mas pode também afetar outros níveis em casos de hipercorticismo [47, 48] (fig. 41). Raramente é sintomática devido ao estreitamento do canal espinhal e à compressão das raízes espinhais. Na RM, a lipomatose apresenta hipersinal em T1 e T2 e hipossinal em T2 em Fat Sat [49, 50].

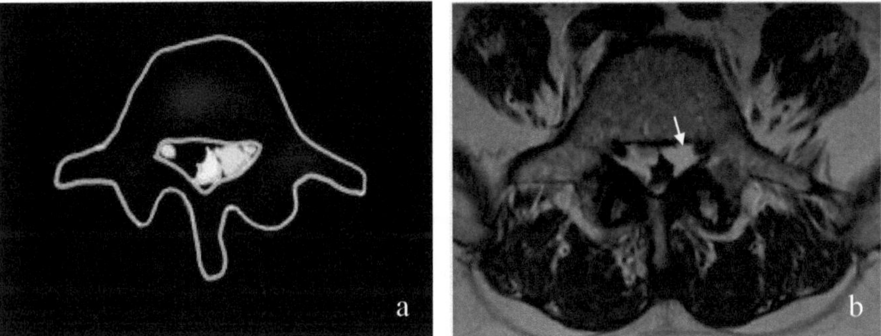

Fig. 41. Lipomatose epidural secundária à doença de Cushing (a) Esquema. (b) Ressonância magnética transversal T1 da coluna lombar. Espessamento do tecido adiposo epidural em hipersinal T1, responsável por uma redução do calibre do saco dural (seta) [6].

5. Pâncreas

5.1. Diabetes

A diabetes mellitus é definida como um nível elevado de açúcar no sangue, ligado a uma deficiência da hormona pancreática insulina, o que corresponde à diabetes de tipo 1, ou a uma resistência periférica a esta hormona, o que corresponde à diabetes de tipo 2. Existem muitas complicações associadas à diabetes, incluindo complicações osteoarticulares, cardíacas, renais e oculares.

5.1.1. Pé diabético

O pé diabético é uma complicação frequente e grave da diabetes. Afecta cerca de 15% dos doentes e em 10% dos casos leva à amputação do membro [51, 52].

A fisiopatologia desta complicação é multifatorial. A hiperglicemia crónica conduz à neuropatia sensorial, que é responsável pela ocorrência de feridas indolores por microtrauma. É também responsável pela microangiopatia, que leva a uma má cicatrização das feridas. Com o tempo, a neuropatia transforma-se em neuropatia motora e é responsável pela deformidade do pé, aumentando o risco de ulceração ao modificar as zonas de hiperpressão cutânea (fig. 42). Posteriormente, instala-se a reabsorção óssea com fragmentação e deslocação articular, responsável pelo "pé de Charcot". Este fenómeno fisiopatológico é agravado pela maior suscetibilidade dos doentes diabéticos às infecções [53] (fig. 43).

O pé diabético é uma combinação de osteoartropatia nervosa e osteoartropatia infecciosa.

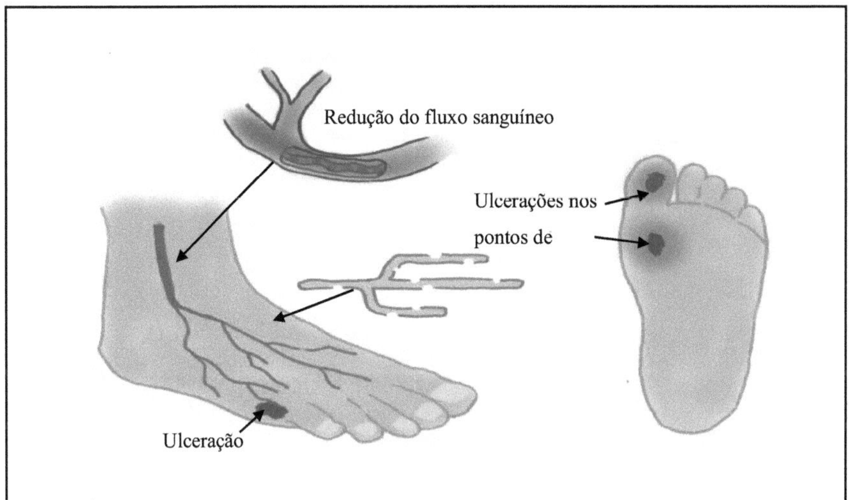

Fig. 42. Diagrama da fisiopatologia das ulcerações do pé diabético.

Lesões nervosas

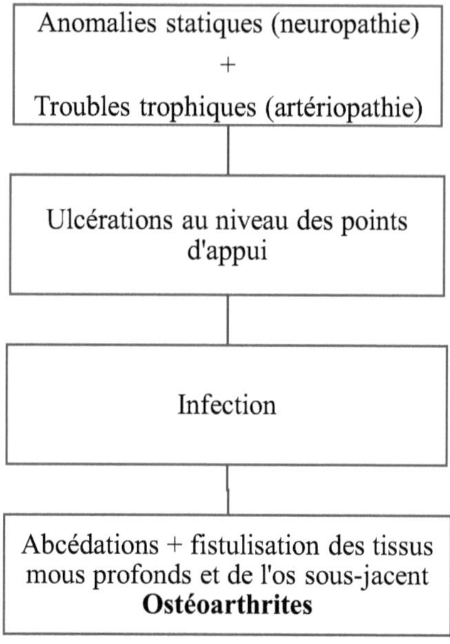

Fig. 43. Fisiopatologia do pé diabético

5.1.1.1.Osteoartropatia nervosa

O local preferido são os ossos do tarso (60%). Existem duas formas clínicas, a forma atrófica (osteoporose, reabsorção óssea, luxação, desintegração em poucas semanas) e a forma hipertrófica (osteófitos, esclerose, eburnação, fragmentação, luxação). Os distúrbios estáticos são as principais lesões encontradas nas neuroartrites diabéticas, tais como colapso, luxação plantar, luxação das cabeças dos metatarsos, dedo em garra, subluxação metatarsofalângica e destruição óssea.

• Imagiologia

No caso do pé diabético, as manifestações ósseas justificam a realização de uma radiografia normalizada comparativa de ambos os pés, à frente e de lado. As indicações para a realização de uma radiografia normalizada são :

- Em todos os doentes com neuroartropatia diabética.

- Qualquer doente com uma úlcera plantar.

- Para avaliar a extensão das lesões.

- Para um acompanhamento contínuo.

Nas fases iniciais da osteoartropatia dos nervos, a radiografia padrão pode ser normal ou pode mostrar uma mediacalcose, que corresponde a calcificações vasculares numa calha que sublinha o trajeto vascular (fig. 44). Progressivamente, podem ser observados sinais de rarefação do osso subcondral, geralmente nas cabeças dos metatarsos (fig. 44). Posteriormente, as radiografias revelam artropatia com aspeto de osteoartrite. O diagnóstico de osteoartropatia nervosa é feito quando o doente é diabético, a doença progride rapidamente e, sobretudo, as lesões estão localizadas numa zona específica [53]. A localização preditiva da osteoartropatia nervosa é a coluna medial do pé, em contacto com o osso navicular e o cuneiforme medial [54]. Existe um pinçamento articular com geodos subcondrais, osteosclerose subcondral e osteófitos. A progressão é no sentido da deslocação e destruição da articulação (Fig. 45). Na fase tardia, a artropatia progride para anquilose do pé, com a presença de corpos estranhos intra-articulares, levando ao pé plano e cuboide de Charcot [53] (fig. 46).

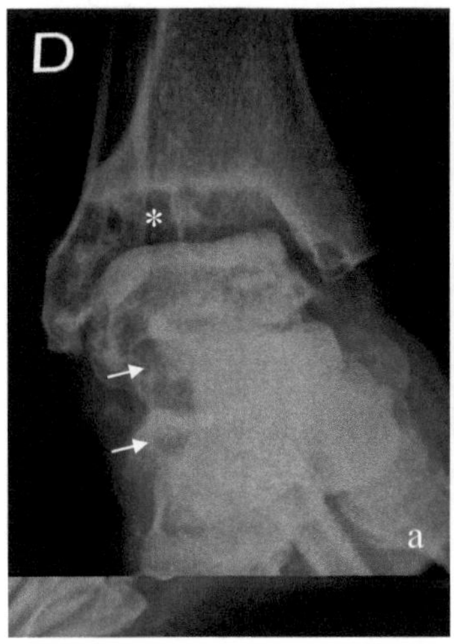
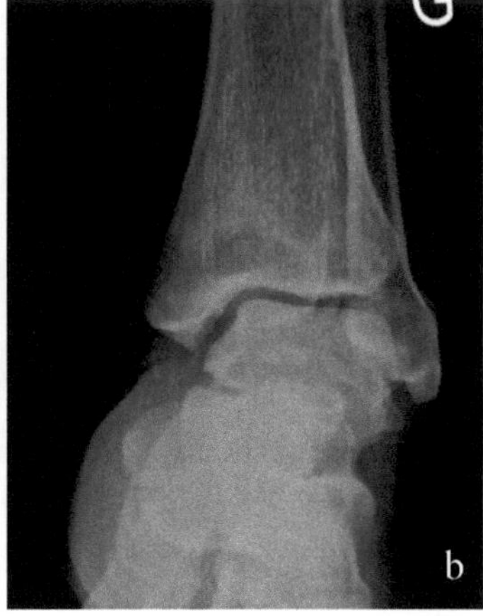

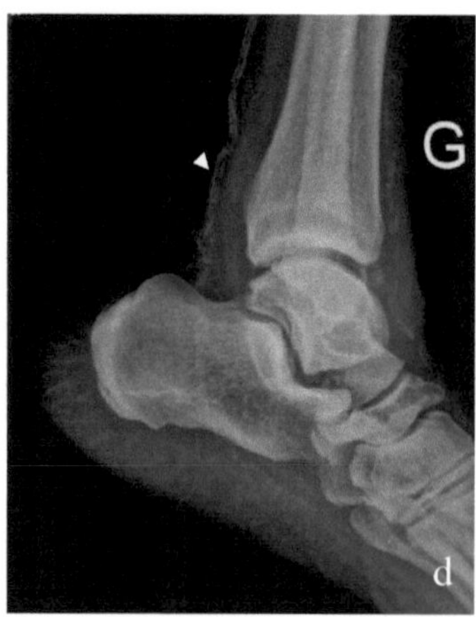

Fig. 44. Osteoartropatia nervosa. (a+b) Radiografias frontais padrão de tornozelos bilaterais, comparativas. (c+d) Radiografias laterais standard dos tornozelos bilaterais. Osteólise subcondral da tíbia direita (asterisco), associada a geodos subcondrais astragais (seta). Mediacalcose, com calcificações vasculares numa calha que sublinha a via vascular (cabeça de seta).

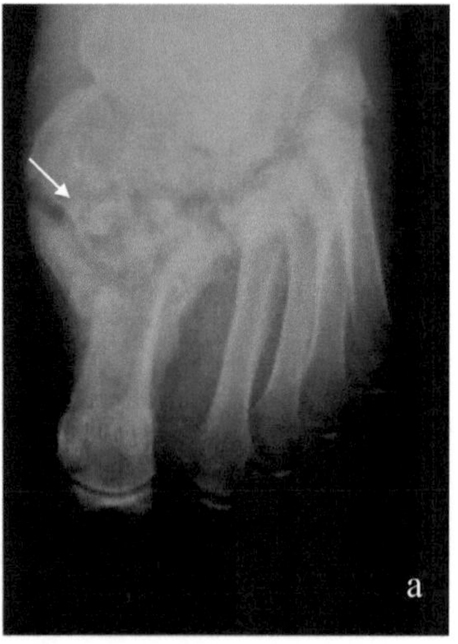
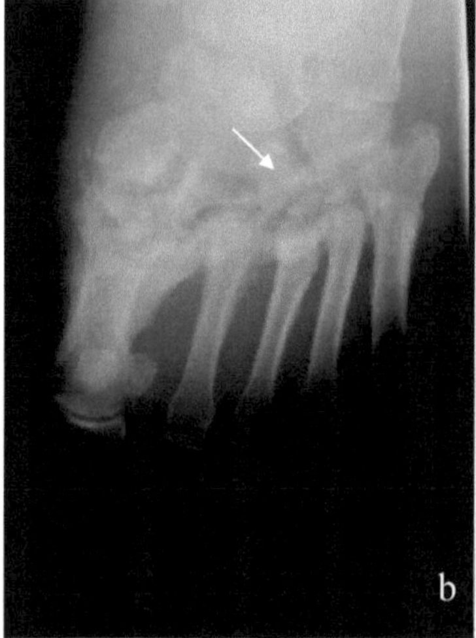

Fig. 45. Osteoartropatia nervosa. (a+b) Radiografias padrão do antepé, vista frontal. (a) Luxação e destruição articular, associada a corpos estranhos intra-articulares (seta). (b) Anquilose articular (seta).

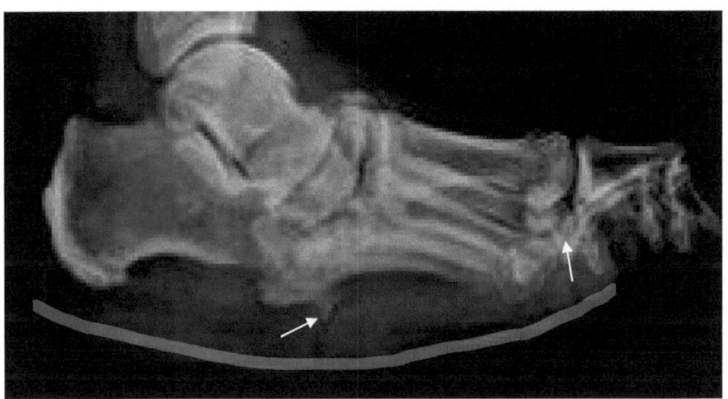

Fig. 46. Pé de Charcot. Radiografia padrão do pé em perfil. Osteófitos (setas). Deformidade do pé.

A forma reabsortiva pode ser observada [51]. Ocorre preferencialmente nas articulações metatarsofalângicas e apresenta-se sob a forma de osteólise progressiva, com bordos nítidos e bem definidos, conferindo uma forma afilada às cabeças dos metatarsos e falanges, dando-lhes gradualmente o aspeto de "açúcar de cevada chupado" (fig. 47).

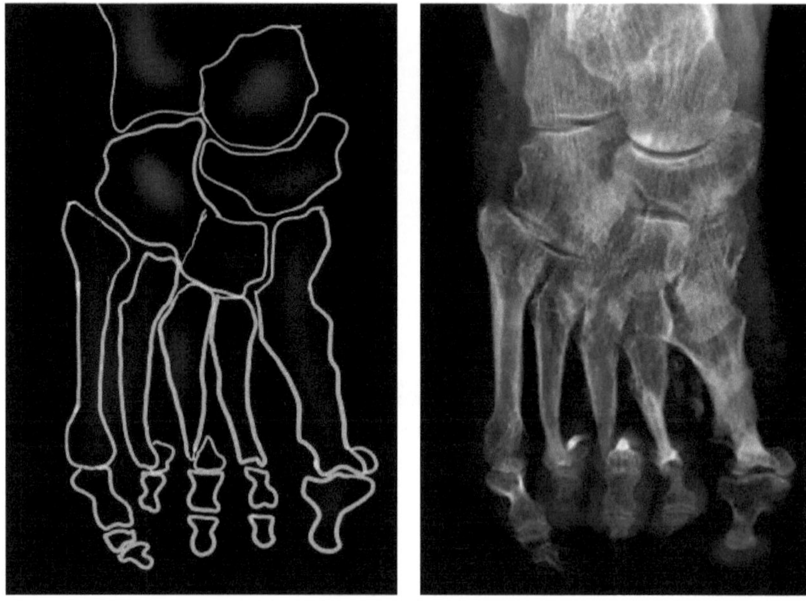

Fig. 47. Osteoartropatia nervosa (a) Diagrama. (b) Radiografia frontal padrão do antepé. Osteólise progressiva e afunilada com bordos limpos das cabeças dos metatarsos dos primeiros 4 raios, dando um aspeto de "bengala doce" (setas). [ee]Sequelas deformantes dos 4 e 5 metatarsos e desalinhamento das metatarsofalângicas.

A RM pode ser utilizada para detetar anomalias do sinal ósseo infra-radiológico. As lesões quísticas subcondrais, com um claro hipersinal em T2, são frequentemente observadas e constituem características diagnósticas altamente sugestivas [55, 56]. O derrame intra-articular é frequentemente observado (Fig. 48).

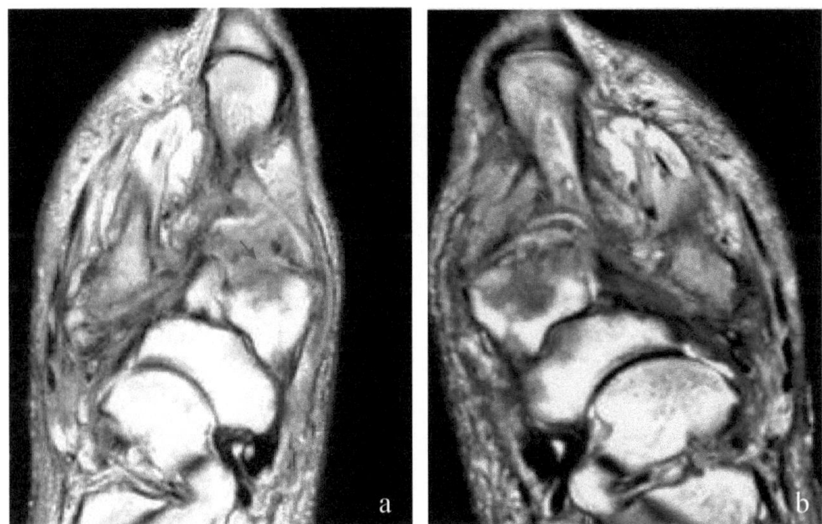

Fig. 48. Osteoartropatia nervosa. RM (a+b) sequências ponderadas em T2: (a) Hipersinal T2 do osso subcondral (seta). (b) Hipersinal em T2 intra-articular (seta).

5.1.1.2.Osteoartropatia infecciosa

As radiografias padrão nas osteoartropatias infecciosas são indicadas em casos de suspeita clínica de uma infeção nova ou recorrente, doença perfurante plantar, para monitorizar a evolução da doença e para obter imagens comparativas.

Nas fases iniciais, a radiografia padrão pode ser normal, mostrando apenas uma tumefação dos tecidos moles ou uma ulceração da pele correspondente à doença perfurante plantar (fig. 49). Na fase tardia, podem ser encontrados sinais de osteomielite sob a forma de osteólise cortical pouco nítida e mal limitada em contacto com uma ferida ou uma área de hiperpressão, que pode ou não estar associada a uma reação periosteal ou a um sequestro ósseo (fig. 50). No caso da osteoartrite, as erosões marginais em contacto com a lesão cutânea são altamente sugestivas (fig. 51).

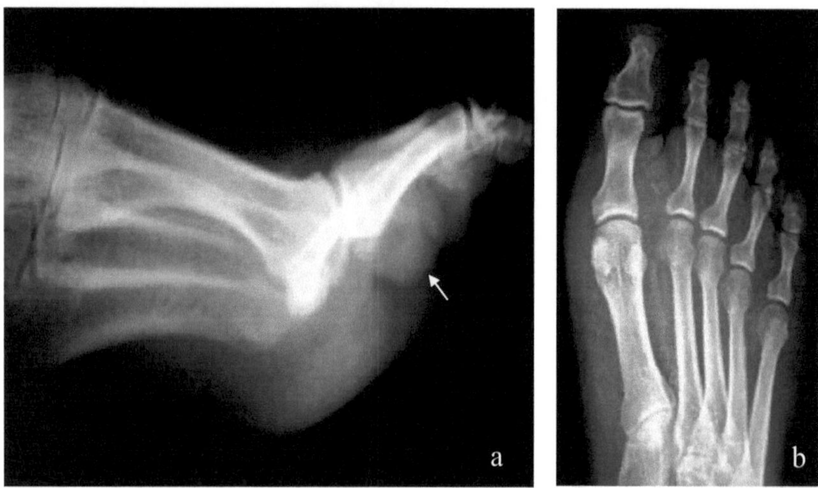

Fig. 49. Osteoartropatia infecciosa (a) Radiografia lateral padrão do antepé. (b) Radiografia standard do antepé em perfil. (a) Inchaço dos tecidos moles plantares (seta). (b) Sem lesão óssea.

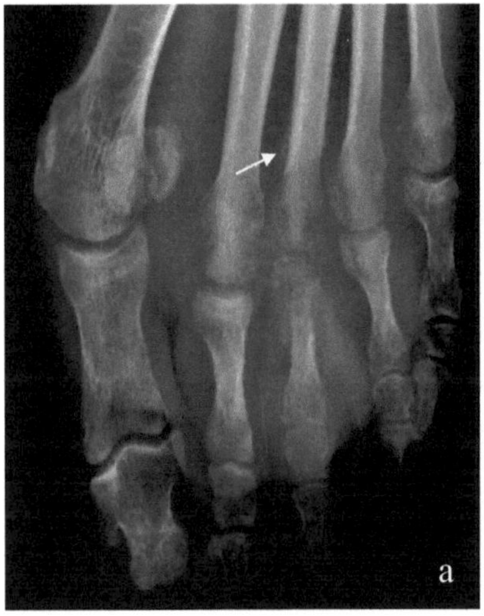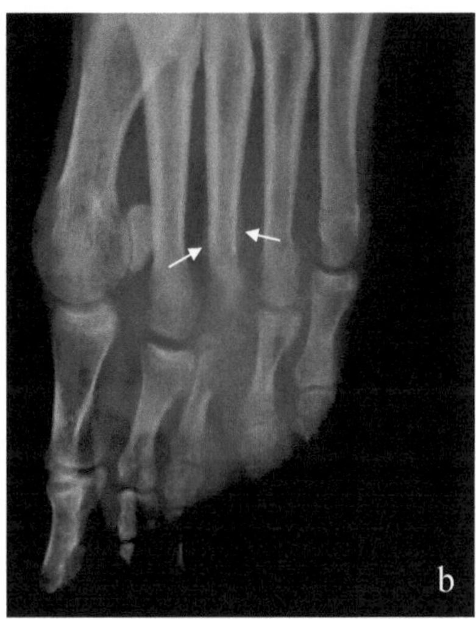

Fig. 50. Osteoartropatia infecciosa: (a) Radiografia padrão do antepé dianteiro; (b) Radiografia padrão do 3/4 do antepé. ᵉOsteíte infecciosa do metatarso distal e da falange proximal dos 3 raios do pé. Rarefação óssea, com contornos esbatidos, associada a uma reação periosteal óssea (seta).

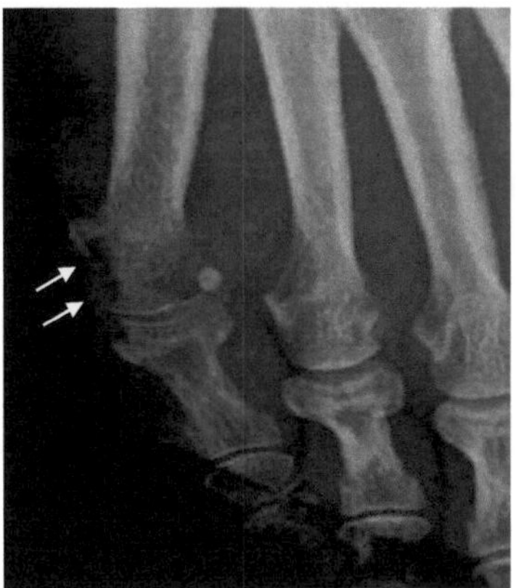

Fig. 51. Osteoartropatia infecciosa. Radiografia padrão da parte anterior do pé. ᵉOsteoartrite metatarsofalângica infecciosa dos 5 raios do pé. Erosões ósseas justa-articulares na face lateral da articulação, em frente ao defeito cutâneo (seta) [6].

A ressonância magnética é o padrão de ouro para detetar infecções ósseas. Esta técnica é indicada sempre que se suspeita de infeção. A sequência de referência é o T2 STIR.

Mostra edema ósseo com hipersinal em T1 e hipersinal em T2, com realce intenso após injeção de meio de contraste (fig. 52). Pode ser observada celulite, que se apresenta como infiltração de tecidos moles com baixo sinal T1 e T2, com realce após contraste; pode ser observada ulceração ou fístula, correspondendo a uma perda de substância sem sinal T1 ou T2 devido a artefactos de gás. A inflamação pode estender-se às estruturas tendinosas, causando tenossinovite, ou à articulação, manifestando-se por derrame intra-articular e edema das margens e acumulação de líquido nos tecidos moles (abcesso).

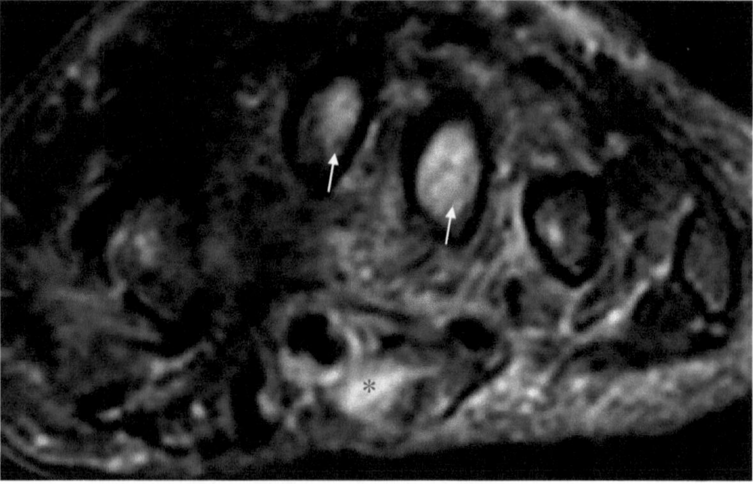

Fig. 52. Osteoartropatia infecciosa. RM, sequência STIR ponderada em T2 do antepé. Edema ósseo com hipersinal (seta). Infiltração de fluidos nos tecidos moles, predominantemente intertendinosos (asterisco).

6. Gónadas

A regulação da secreção das hormonas sexuais está sob o controlo do eixo hipotálamo-hipófise. A hormona libertadora de gonadotropinas (GnRH), segregada pelo hipotálamo, influencia a secreção hipofisária de gonadotropinas: a hormona folículo-estimulante (FSH) e a hormona luteinizante (LH). Estas actuam sobre o

gónadas para estimular a secreção de hormonas sexuais, estrogénio e progesterona nas mulheres e testosterona nos homens.

A FSH tem um efeito direto no metabolismo ósseo, modulando a atividade dos osteoclastos, promovendo assim a remodelação óssea. No entanto, o estrogénio e a testosterona têm um efeito anabólico no tecido ósseo, actuando diretamente nas células ósseas [57].

6.1. Hipergonadismo

O hipergonadismo é responsável pela puberdade precoce nas crianças e pelas consequências para o tecido ósseo. As etiologias são múltiplas, idiopáticas ou secundárias a tumores cerebrais, facomatose, etc. A secreção das hormonas sexuais estimula o crescimento, mas também a maturação óssea. A idade óssea é assim anterior à idade civil e estatural (fig. 53).

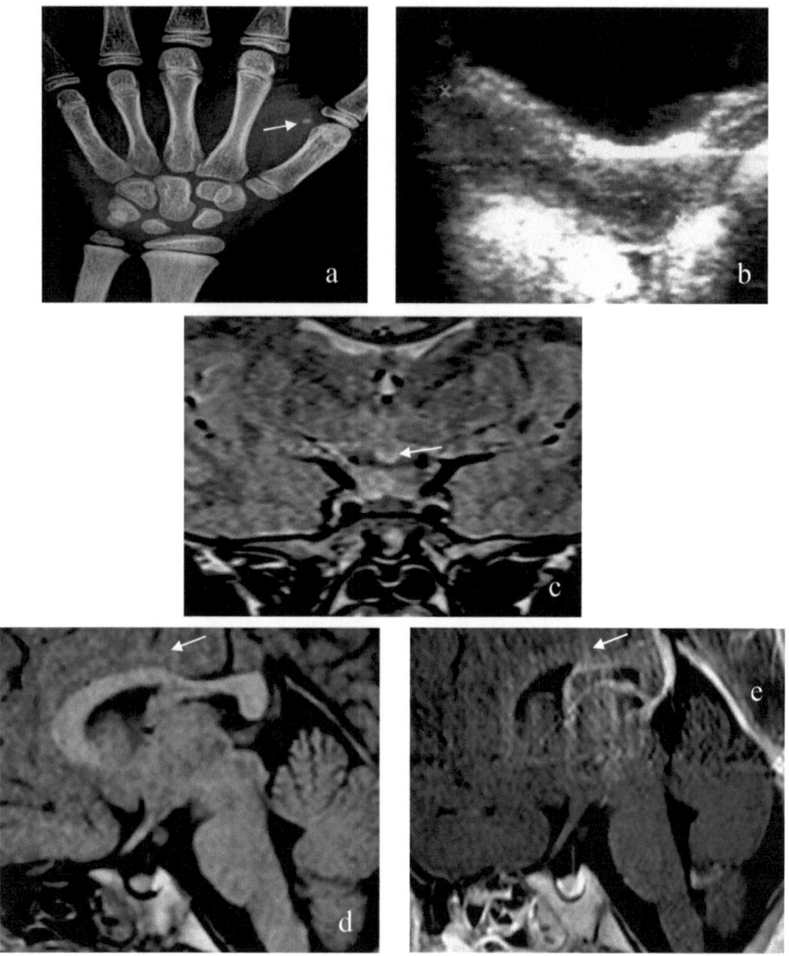

Fig. 53. Hipergonadismo. Rapariga de 4 anos apresenta puberdade precoce e aumento dos níveis de LH e FSH (a) Radiografias padrão da frente da mão. Idade óssea de 11 anos, aspeto do osso sesamoide do polegar (seta). (b) Ecografia pélvica. Útero puberal com aspeto piriforme. (c) RM, sequência ponderada em T2. (d) RM, sequência ponderada em T1. (e) RM, sequência ponderada em T1 após injeção de meio de contraste. Massa arredondada, bem delimitada, adjacente aos tubérculos mamilares, isossinal ao parênquima cerebral em T1, com ligeiro hipersinal em T2, sem realce (seta), correspondendo a hamartoma do tubérculo cinéreo.

6.2. Hipogonadismo

O hipogonadismo é uma deficiência de hormonas sexuais. As consequências desta deficiência no sistema músculo-esquelético variam consoante a idade.

Nas crianças, as etiologias do hipogonadismo são geralmente congénitas, secundárias à disgenesia gonadal na síndrome de Klinefelter nos rapazes e na síndrome de Turner nas raparigas. Na síndrome de Turner, a deficiência de estrogénios é também responsável por um atraso no crescimento e na maturação óssea, medido pela idade óssea. Na síndrome de Klinefelter, os indivíduos são altos, principalmente devido ao crescimento excessivo dos membros inferiores, com um risco aumentado de epifisiólise [58].

No adulto, o sinal radiológico do hipogonadismo é a osteoporose. Atualmente, o diagnóstico radiológico da osteoporose baseia-se na estimativa da densidade mineral óssea através da absorciometria de dois fótons de raios X (osteodensitometria).

As anomalias radiológicas da osteoporose são :

- Redução das trabéculas horizontais do osso trabecular.

- Preservação das trabéculas verticais e do osso cortical das placas vertebrais (fig. 54).

- Vértebras vazias ou "fantasmas".

- Deformação em forma de cunha dos corpos vertebrais (Fig. 55).

- Compressão vertebral escalonada (fig. 56).

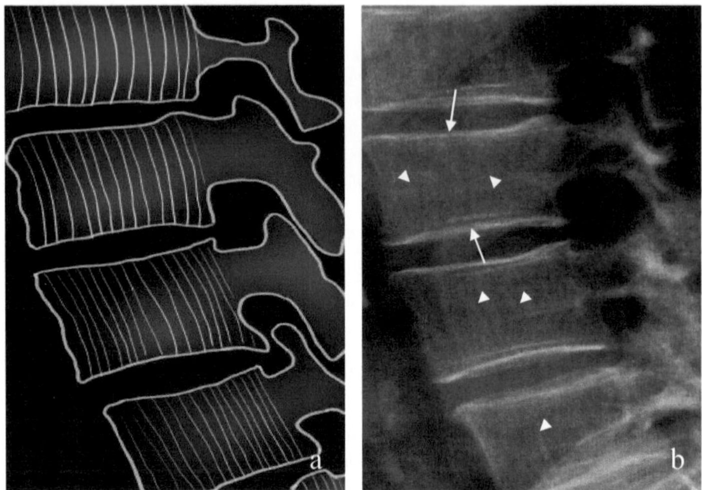

Fig. 54. Osteoporose (a) Diagrama. (b) Radiografia padrão da coluna vertebral em perfil. Hipertransparência e desmineralização do osso esponjoso dos corpos vertebrais em contraste com o aspeto denso das platibandas (setas). Conservação das trabéculas verticais (pontas de seta).

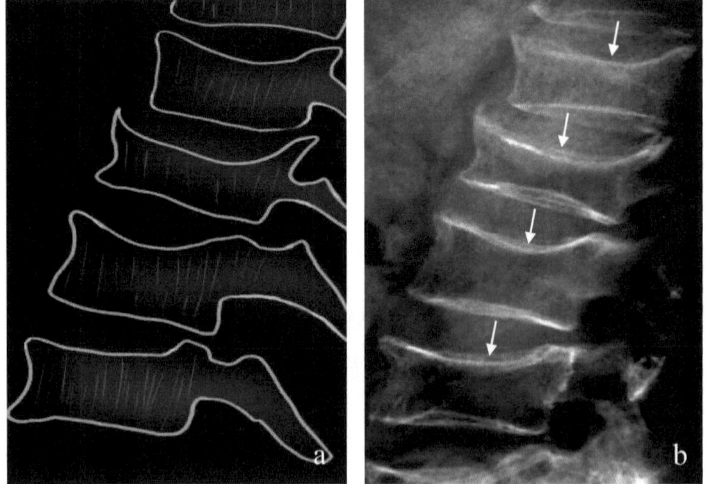

Fig. 55. Osteoporose (a) Diagrama. (b) Radiografia standard da coluna vertebral em perfil. Desmineralização óssea, compressão vertebral em forma de cunha e bicôncava (setas).

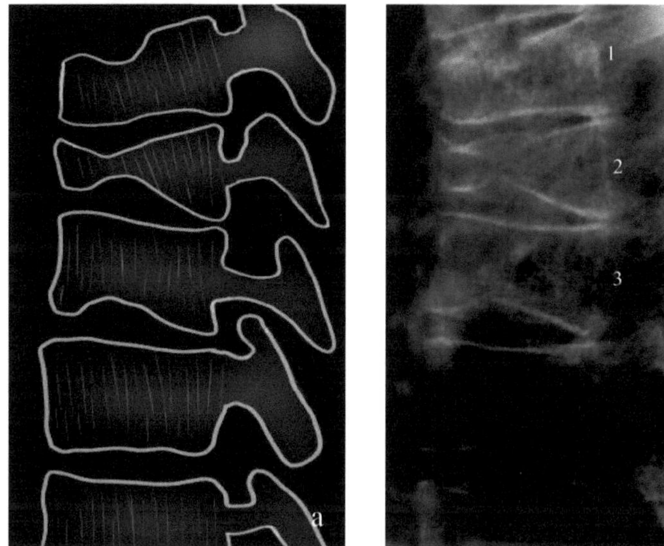

Fig. 56. Osteoporose (a) Diagrama. (b) Radiografia padrão da coluna vertebral em perfil. Desmineralização óssea, compressão vertebral desfasada. 1. Compressão trapezoidal. 2. Compressão vertebral completa, vértebra plana. 3. Deformidade cupuliforme do planalto vertebral.

Referências

1. WangY, Nishida S, Elalieh HZ, Long RK, Halloran BP, Bikle DD. Papel da sinalização IGF-I na regulação da osteoclastogénese. J Bone Miner Res 2006;21:1350-8.

2. Rosen CJ, Motyl KJ. No bones about it: insulin modulates skeletal remodeling. Cell 2010;142:198-200.

3. Chanson P, Salenave S. Acromegalia. Orphanet J Rare Dis 2008;3: 17.

4. Herbinet P, MusielakZanetti C, Chabi N, Cortet B, Cotten A, Endocrinopatias. In: Cotten A, editor. Imagerie musculosquelettique : pathologies générales. Paris : Elsevier-Masson; 2005.p.139-69.

5. Dworakowska D, Gueorguiev M, Kelly P, Monson JP, Besser GM, Chew SL, et al. Rastreio colonoscópico repetido de doentes com acromegalia: 15 anos de experiência identificam os doentes em risco de nova neoplasia do cólon e permitem orientações de rastreio eficazes. Eur J Endocrinol 2010;163:21-8.

6. Lambert A., Loffroy R., Feydy A., Thévenin F., Merzoug V., Méjean N., Couaillier J.-F., Barral F.-G., Chevrot A., Drapé J.-L., Krausé D. Osteoarthropathies of endocrine origin. EMC (Elsevier Masson SAS, Paris), Radiologia e imagiologia médica - músculo-esquelético - neurológico - maxilofacial, 31-175-B-10, 20111.

7. TaniY, Tanaka N, Isoya E. Bloqueio das articulações metacarpofalângicas num paciente com acromegalia. Skeletal Radiol 1999; 28:655-7.

8. obs. UCL Pr A van de Berg, J Malghem

9. Singh GR, Menon PS. Paquidermoperiostose num rapaz de 13 anos que se apresenta como uma síndrome semelhante à acromegalia. J Pediatr Endocrinol Metab 1995;8:51-4.

10.Wüster C, Abs R, Bengtsson BA, Bennmarker H, Feldt-Rasmussen U, Hernberg-Ståhl E, et al. The influence of growth hormone deficiency, growth hormone replacement therapy, and other aspects of hypopituitarism on fracture rate and bone mineral density. J Bone Miner Res 2001;16:398-405.

11.Puel O, Dufillot D, Guillard JM. Doenças da anca e deficiência da hormona do crescimento. Arch Fr Pediatr 1992;49:437-9.

12.de Andrade AC, Longui CA, Damasceno FL, Santili C. Determinação do ângulo de Southwick durante o tratamento com hormônio do crescimento e sua utilidade para avaliar o risco de epifisiólise. J Pediatr Orthop B 2009; 18:11-5.

13.Doga M, Bonadonna S, Gola M, Mazziotti G, Nuzzo M, GiustinaA.Deficiência de GH no adulto e no osso. J Endocrinol Invest 2005;28:18-23.

14.Di Somma C, Colao A, Di Sarno A. Respostas dos marcadores ósseos e da densidade óssea à terapia agonista da dopamina em homens hiperprolactinémicos. J Clin Endocrinol Metab 1998;83:807-13.

15.Vignali E, Viccica G, Diacinti D. Fracturas vertebrais morfométricas em mulheres pós-menopáusicas com hiperparatiroidismo primário. J Clin Endocrinol Metab 2009;94:2306-12.

16.Miller BS, Dimick J, Wainess R, Burney RE. Age- and sex-related incidence of cirurgically treated primary hyperparathyroidism. World J Surg. 2008 May;32(5):795-9.

17.Aliyev A, Kabasakal L, Simsek O, Paksoy M, Halac M, Uslu I. Adenoma ectópico da paratiroide localizado com cintigrafia MIBI e excisado com guia de injeção de albumina de soro humano macroagregado. Clin Nucl Med 2010;35:151-3.

18. Herbinet P, Musielak-Zanetti C, Chabi N, Cortet B, Cotten A. Endocrinopatias. In: CottenA, editor. Imagerie musculosquelettique : pathologies générales. Paris: Elsevier-Masson; 2005. p. 139-69.

19. Knowles NG, Smith DL, Outwater EK. Diagnóstico por RM de tumor castanho baseado na suscetibilidade magnética. J Magn Reson Imaging 2008;28: 759-61.

20. Hong WS, Sung MS, Chun KA, Kim JY, Park SW, Lee KH, et al. Ênfase nos achados de imagem por RM do tumor castanho: relato de cinco casos. Skeletal Radiol 2010;Jun13

21. Dussault RG, Kaplan PA. Distúrbios do Metabolismo Ósseo. Osteopatias endócrinas. In: Laredo JD, Morvan G, Wybier M, editores. Imagerie Ostéo-Articulaire. Pathologies générales. Paris: Flammarion; 1998. p. 27-37.

22. Jouan A, Zabraniecki L, Vincent V, Poix E, Fournie B. Uma apresentação invulgar de hiperparatiroidismo primário: hipercalcemia grave e múltiplos tumores castanhos. Joint Bone Spine 2008;75:209-11.

23. Diamanti-Kandarakis E, Livadas S, Tseleni-Balafouta S. Tumor marrom da fíbula: apresentação incomum de uma manifestação incomum. Relato de um caso e revisão da literatura. Endocrine 2007;32: 345-9.

24. DaviesAM,Evans N, Mangham DC, Grimer RJ.MRimaging of brown tumour with fluid-fluid levels: a report of three cases. Eur Radiol 2001; 11:1445-9.

25. Rubin MR, Silverberg SJ. Manifestações reumáticas do hiperparatiroidismo primário e terapia com hormonas paratiroides. Curr Rheumatol Rep 2002;4:179-85.

26. Maeda SS, Fortes EM, Oliveira UM, Borba VC, Lazaretti-Castro M. Hipoparatireoidismo e pseudo-hipoparatireoidismo. Arq Bras Endocrinol Metabol 2006;50:664-73.

27. Bindu M, Harinarayana CV. Hipoparatiroidismo: uma causa rara e tratável de epilepsia - relato de dois casos. Eur J Neurol 2006;13:786-8.

28. Rubin MR, Dempster DW, Kohler T. Three dimensional cancellous bone structure in hypoparathyroidism. Bone 2010;46:190-5.

29. Rubin MR, Dempster DW, Zhou H, Shane E, Nickolas T, Sliney Jr. J, et al. Propriedades dinâmicas e estruturais do esqueleto no hipoparatiroidismo. J Bone Miner Res 2008;23:2018-24.

30. Unverdi S, Ozturk MA, Inal S. Hipoparatiroidismo idiopático a imitar hiperostose esquelética idiopática difusa. J Clin Rheumatol 2009;15:361-2.

31. Mamdani N, Repp AL, Seyoum B, Berhanu P. Hipoparatiroidismo idiopático que se apresenta com hipocalcemia grave e calcificação assintomática dos gânglios basais seguida de hemorragia intracerebral aguda. Endocr Pract 2007;13:487-92.

32. Vestergaard P, Mosekilde L. Hyperthyroidism, bone mineral, and fracture risk - a meta-analysis. Tiroide 2003;13:585-93.

33. Batal O, Hatem SF. Estudo de caso radiológico. Acropatia da tiroide. Ortopedia 2008;31(2):98-100.

34. Fatourechi V, Ahmed DD, Schwartz KM. Acropaquia da tiroide: relato de 40 pacientes tratados numa única instituição num período de 26 anos. J Clin Endocrinol Metab 2002;87:5435-41.

35. Simic N, Asztalos EV, Rovet J. Impact of neonatal thyroid hormone insufficiency and medical morbidity on infant neurodevelopment and attention following preterm birth. Thyroid 2009;19:395-401.

36. Gruters A, Krude H. Atualização sobre a gestão do hipotiroidismo congénito. Horm Res 2007;68(suppl5):107-11.

37. Vestergaard P, Weeke J, Hoeck HC. Fracturas em doentes com hipotiroidismo idiopático primário. Tiroide 2000;10:335-40.

38. Vestergaard P, Mosekilde L. Fracturas em doentes com hipertiroidismo e hipotiroidismo: um estudo de acompanhamento a nível nacional em 16.249 doentes. Thyroid 2002;12:411-9.

39. Lodish MB, Hsiao HP, Serbis A, Sinaii N, Rothenbuhler A, Keil MF, et al. Efeitos da doença de Cushing na densidade mineral óssea numa população pediátrica. J Pediatr 2010;156:1001-5.

40. Chiodini I, MorelliV, Masserini B. Densidade mineral óssea, prevalência de fracturas vertebrais e qualidade óssea em doentes com incidentalomas adrenais com e sem hipercortisolismo subclínico: um estudo multicêntrico italiano. J Clin Endocrinol Metab 2009;94: 3207-14.

41. Chiodini I, Torlontano M, Carnevale V, Trischitta V, Scillitani A. Skeletal involvement in adult patients with endogenous hypercortisolism. J Endocrinol Invest 2008;31:267-76.

42. Khanine V, Fournier JJ, Requeda E, Luton JP, Simon F, Crouzet J. Fracturas osteoporóticas na apresentação da doença de Cushing: dois relatos de casos e uma revisão da literatura. Joint Bone Spine 2000;67:341-5.

43. Takada J, Nagoya S, Kuwabara H, Kaya M, Yamashita T. Coxartropatia rapidamente destrutiva com osteonecrose e osteoporose causada pela síndrome de Cushing. Ortopedia 2004;27:1111-3.

44. Koch CA, Tsigos C, Patronas NJ, Papanicolaou DA. Doença de Cushing com necrose avascular da anca: uma emergência ortopédica. J Clin Endocrinol Metab 1999;84:3010-2.

45. Hayes CW, Conway WF, Daniel WW. Imagens de RM do padrão de edema da medula óssea: osteoporose transitória, síndrome de edema transitório da medula óssea ou osteonecrose. Radiografia 1993;13:1001-11

46. Vande Berg BE, Malghem JJ, Labaisse MA, Noel HM, Maldague BE. Imagens de RM da necrose avascular e do edema transitório da medula da cabeça do fémur. Radiographics 1993;13:501-20.

47. Dumont-Fischer D, Rat AC. Saidenberg-Kermanac'h N, Laurent S, Cohen R, Boissier MC. Lipomatose epidural espinhal revelando síndrome de Cushing endógeno. Joint Bone Spine 2002;69:222-5.

48. Lopez-Gonzalez A, Resurreccion Giner M. Lipomatose epidural espinal idiopática: descompressão urgente num caso atípico. Eur Spine J 2008;17(suppl2):S225-S227.

49. Gill JB. Imagem de supressão de gordura na lipomatose epidural: relato de caso. J Surg Orthop Adv 2007;16:144-7.

50. Montoriol PF, Da Ines D, Bailly A, Garcier JM. Lipomatose epidural induzida por esteróides num doente com sarcoidose. J Radiol 2010;91: 511-3.

51. Marcus CD, Ladam-Marcus VJ, Leone J, Malgrange D, Bonnet-Gausserand FM, Menanteau BP. Imagens de RM de osteomielite e osteoartropatia neuropática nos pés de diabéticos. Radiographics 1996;16:1337-48.

52. Schaper NC, Apelqvist J, Bakker K. O consenso internacional e as directrizes práticas sobre a gestão e a prevenção do pé diabético. Curr Diab Rep 2003;3:475-9.

53. Larroque G, Kamba C, Blin D, Lopez FM, Cyteval C. Imagiologia do pé diabético. J Radiol 2006;87:541-7.

54. Sella EJ, Barrette C. Estadiamento da neuroartropatia de Charcot ao longo da coluna medial do pé no paciente diabético. J Foot Ankle Surg 1999;38:34-40.

55. Schlossbauer T, Mioc T, Sommerey S, Kessler SB, Reiser MF, Pfeifer KJ. Ressonância magnética na artropatia de Charcot em fase inicial: correlação dos achados imagiológicos e sintomas clínicos. Eur J Med Res 2008;13:409-14.

56. Ahmadi ME, Morrison WB, Carrino JA, Schweitzer ME, Raikin SM, Ledermann HP. Artropatia neuropática do pé com e sem osteomielite

sobreposta: características da imagem por RM. Radiologia 2006;238:622-31.

57.Ernst M, Heath JK, Schmid C, Froesch RE, Rodan GA. Evidência de um efeito direto do estrogénio nas células ósseas in vitro. J Steroid Biochem 1989; 34:279-84.

58.Primiano GA, Hughston JC. Escorregamento da epífise femoral capital num homem hipogonadal verdadeiro (mosaico de Klinefelter XY-XXY). Relato de um caso. J Bone Joint Surg Am 1971;53:597-601.

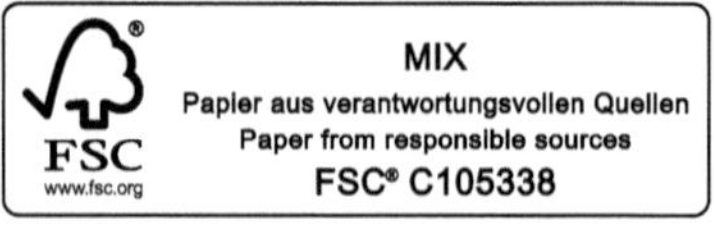

Printed by Books on Demand GmbH, Norderstedt / Germany